50 exercices contre le mal de dos

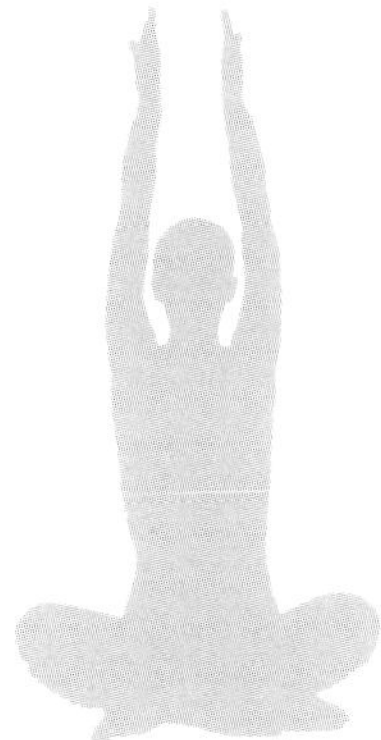

Avertissement :

L'auteur et l'éditeur ne sauraient être tenus pour responsables des accidents qui pourraient survenir à la suite de l'exécution des exercices présentés dans ce livre.

Direction d'ouvrage : Brigitte Arnaud
Réalisation : Atelier B. A.
Photographies : François May
Conception maquette & couverture : Studio Création Flammarion
Mise en page : Michel Ganne

ISBN : 2-0820-1040-6
Imprimé en France

JEAN-CHRISTOPHE BERLIN

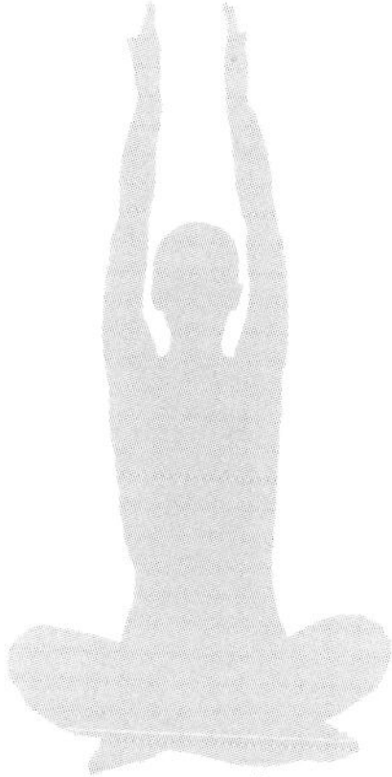

50 exercices contre le mal de dos

Flammarion

SOMMAIRE

1

Première partie : Assouplissement

Exercices faciles

Exercices moyens

Exercices difficiles

2

Deuxième partie : Renforcement musculaire

Exercices faciles

Exercices moyens

Exercices difficiles

3

Troisième partie : Abdominaux

Exercices faciles

Exercices moyens

Exercices difficiles

On dit que c'est le « mal du siècle »... Le mal de dos est effectivement très répandu, et pourtant, seul un faible pourcentage est dû véritablement à un état pathologique réel. Les consultations de rhumatologie et de chirurgie du dos en témoignent : peu de patients relèvent d'un traitement médical ou chirurgical. Leur examen clinique, globalement normal, révèle souvent une insuffisance musculaire.

Le manque d'activité physique en est la cause. L'ensemble du squelette (os, articulations, ligaments et muscles) semble avoir été conçu pour travailler en symbiose. Les muscles s'affaiblissant, la charge de travail se reporte alors sur les articulations, qui se mettent à souffrir.

Pour éviter cette dysharmonie, il convient d'entretenir régulièrement la machine humaine. Si la nécessité quotidienne du brossage des dents et de la toilette ne fait plus aucun doute pour personne, il n'en est pas de même pour la pratique d'exercices musculaires.

Il ne faut pas y consacrer beaucoup de temps : seulement quelques minutes, mais chaque jour. Si chaque médecin essaie d'en convaincre ses patients, il n'est pas facile, dans le cadre de la consultation, d'expliquer le type d'exercice à faire.

Jean-Christophe Berlin connaît bien le dos, de celui du sportif qu'il rencontre dans les clubs à celui du grand opéré que nous lui confions pour sa rééducation.

Il a eu le courage et le mérite de créer cette collection particulièrement explicite où chacun pourra trouver le « mode d'emploi » de sa gymnastique personnelle, afin de prévenir les petits maux de tous les jours, mais aussi de limiter le risque de lésions dégénératives : arthrose lombaire ou cervicale, hernie discale, etc.

Lisez ce livre, incluez-en le principe dans votre vie quotidienne et d'ici quelques mois, vous en tirerez un bien-être certain…

Docteur Claude Laville
Chirurgien orthopédiste

MODE D'EMPLOI

Ce livre comporte trois séries d'exercices : l'assouplissement, le renforcement musculaire et les abdominaux.
Chaque partie présente des exercices faciles, moyens et difficiles.

- À QUI S'ADRESSE CE LIVRE ?

À tous ceux qui veulent prendre soin de leur dos, en particulier aux personnes qui souffrent du dos occasionnellement. Les personnes sédentaires pourront, en quelques mouvements, améliorer l'état de leur dos et éviter les épisodes douloureux.

- À QUEL ÂGE ?

En général, les jeunes enfants ne souffrent pas du dos, mais pendant la croissance, certaines pathologies vertébrales nécessitent un traitement gymnique. Les exercices présentés ici peuvent être un complément à une rééducation vertébrale de l'enfant. Vous pouvez faire ces exercices à n'importe quel âge. Après 70 ans, contentez-vous des plus faciles, réalisables sans effort.

- CONTRE-INDICATIONS

Évitez les périodes de fortes douleurs pour faire vos exercices.
Toute contre-indication médicale à la gymnastique s'applique à ces exercices. Les personnes ayant subi des opérations chirurgicales de la colonne vertébrale doivent demander conseil à leur chirurgien avant d'entreprendre des exercices.
La pratique de cette gymnastique peut être un complément à un traitement de kinésithérapie, mais ne le remplace pas.

COMMENT SE DÉROULE UNE SÉANCE ?

- Faites un exercice d'assouplissement, puis un exercice de renforcement musculaire.
- Les assouplissements doivent être effectués en relâchement musculaire complet ; le maintien des positions extrêmes doit être de 10 secondes au moins.
- Pour le renforcement musculaire, le temps de travail doit être égal au temps de repos. Maintenez votre position de travail 10 secondes, puis reposez-vous 10 secondes. Répétez 10 fois l'exercice, qui doit durer 3 minutes environ.
- L'ensemble des exercices assouplissement-renforcement musculaire dure à peu près 12 minutes.

• COMMENT CHOISIR LES EXERCICES ?

Les exercices présentés ont sensiblement la même efficacité. Changez régulièrement d'exercice afin de rompre la monotonie et de profiter de la spécificité de chacun. Commencez par les exercices faciles et n'augmentez la difficulté que lorsque vous les connaissez bien. Je vous conseille de pratiquer les mêmes exercices pendant une semaine pour les assimiler, puis de les changer la semaine suivante.

• QUAND EFFECTUER CES EXERCICES ?

Tenez compte de votre emploi du temps et de votre forme physique, qui varie au cours de la journée. Certains préféreront les exercices matinaux, d'autres choisiront le soir après le travail. Le matin me semble le meilleur moment pour un « dérouillage » articulaire et un réveil musculaire.

CONNAÎTRE SON DOS

• LA COLONNE VERTÉBRALE

Elle est constituée de l'empilage des vertèbres qui s'articulent entre elles. Entre chaque vertèbre, un disque intervertébral sert d'amortisseur.

• LES COURBURES

La colonne vertébrale n'est pas parfaitement rectiligne ; elle présente trois courbures : lombaire, dorsale, cervicale. Ces courbures augmentent la résistance de la colonne vertébrale aux forces de compression qui s'exercent de haut en bas.

• LE FONCTIONNEMENT

La superposition des vertèbres et des disques vertébraux est maintenue en place par des ligaments et des muscles. Les ligaments, constitués de tissus fibreux très résistants, sont fixés sur les vertèbres, les reliant les unes aux autres en empêchant des mouvements de trop grande amplitude.

Les muscles, constitués de fibres contractiles, sont répartis le long de la colonne vertébrale, en arrière des ligaments. Leur action permet le maintien et le fonctionnement de la colonne vertébrale ainsi que les mouvements de l'ensemble du tronc.

• LES MOUVEMENTS

Un seul mouvement, par exemple se pencher en avant, entraîne une mise en action de presque toutes les articulations de la colonne vertébrale, comme une réaction en chaîne. Ainsi, pour que ce mouvement soit exécuté sans peine, il faut que l'ensemble des articulations soit en bon état. Si une seule articulation est altérée, c'est l'ensemble du mouvement qui est perturbé.

• S'ASSOUPLIR

Les articulations ont besoin de mouvement, car le cartilage articulaire (tissu recouvrant les os au niveau des articulations) a tendance à se détériorer sous l'effet de pressions continues. De même, l'immobilité entraîne une rigidité des ligaments et une faiblesse musculaire. Il faut donc maintenir une bonne mobilité de sa colonne vertébrale car avec l'âge et la sédentarité, les articulations ont tendance à ne plus fonctionner normalement.

• SE MUSCLER

Les muscles du dos ont deux fonctions : le soutien de la colonne vertébrale et le développement du mouvement du tronc. Dans un cas comme dans l'autre, il est nécessaire d'avoir des muscles toniques, aptes à réagir dans toutes les situations. Le maintien de la colonne vertébrale sera plus efficace si les muscles sont entraînés.

• LES VERTÈBRES

On distingue 3 types de vertèbres. Les plus grosses sont les vertèbres lombaires, qui supportent l'ensemble de la colonne vertébrale, avec au-dessus les vertèbres dorsales, puis les vertèbres cervicales.

• 5 lombaires

Massives et peu mobiles, elles font la jonction entre le bassin et la colonne vertébrale. Leur position en bas de la colonne leur donne un rôle majeur dans l'équilibre du tronc.

• 12 dorsales

Moins grosses et plus mobiles que les lombaires, elles s'articulent avec les côtes.

• 7 cervicales

Très mobiles, elles font la jonction entre la tête, qu'elles supportent, et le tronc.

MÉTHODE DE TRAVAIL

Je vous propose d'effectuer des exercices tous les jours, ou au moins trois fois par semaine. Les exercices sont soit des assouplissements soit des renforcements musculaires ; ils sont classés par ordre de difficulté croissante : Facile/Moyen/Difficile.

- Respectez cet ordre en commençant par les faciles, puis par les moyens.
- Choisissez un exercice d'assouplissement et un exercice de renforcement musculaire.
- Exécutez-les en suivant, cela doit vous prendre environ 10 minutes.
- Respectez bien les consignes de l'exercice et n'insistez pas si vous n'arrivez pas à le faire correctement ou s'il est douloureux.

Conseils

1. Choisissez un moment de la journée où vous ne serez pas dérangé.
2. Débranchez le téléphone.
3. Adoptez une tenue souple et confortable.
4. Installez-vous dans un endroit suffisamment aéré.
5. Lisez attentivement la description de l'exercice.

FAITES VOTRE PROGRAMME D'EXERCICES POUR UNE SEMAINE

• **1er JOUR**

Un assouplissement (exercice n° 3)
Un renforcement musculaire (exercice n° 28)

• **2e JOUR**

Un assouplissement (exercice n° 3)
Un renforcement musculaire (exercice n° 20)

• **3e JOUR**

Un assouplissement (exercice n° 4)
Un renforcement musculaire (exercice n° 21)

• **4e JOUR**

Un assouplissement (exercice n° 4)
Un renforcement musculaire (exercice n° 28)

• **5e JOUR**

Un assouplissement (exercice n° 7)
Un renforcement musculaire (exercice n° 20)

• **6e JOUR**

Un assouplissement (exercice n° 7)
Un renforcement musculaire (exercice n° 21)

• **7e JOUR**

Repos

- Le 2e jour est celui des courbatures pour les non-sportifs. Insistez plutôt sur les assouplissements.

- Du 3e au 6e jour, vous ne devez plus avoir de problèmes ; pourtant, évitez de sauter un jour en pensant que vous le rattraperez le lendemain.

- La 1e semaine, faites le même exercice d'assouplissement 2 jours de suite, mais changez d'exercice pour le renforcement musculaire.

- La 2e semaine, faites 2 exercices d'assouplissement pour le même exercice de renforcement musculaire.

- Si vous ne suivez pas ces exemples, essayez de consacrer au moins 12 minutes par jour à votre dos en effectuant toujours un exercice d'assouplissement et un exercice de renforcement musculaire.

UNE SÉANCE TYPE

EXEMPLE N° 1

Choisissez un exercice d'assouplissement.

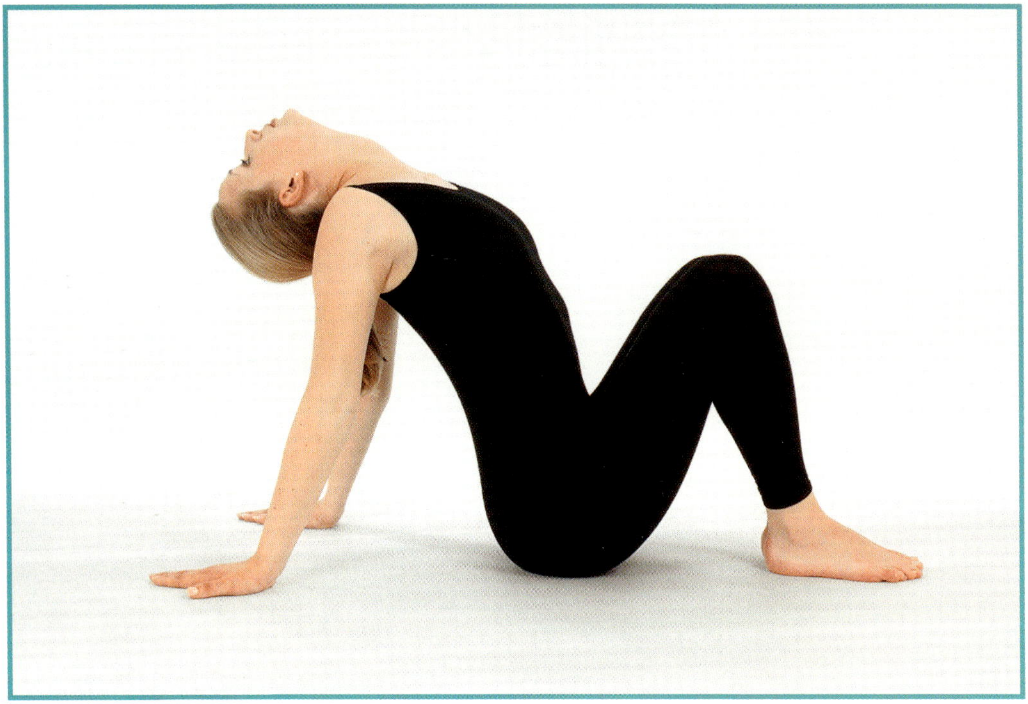

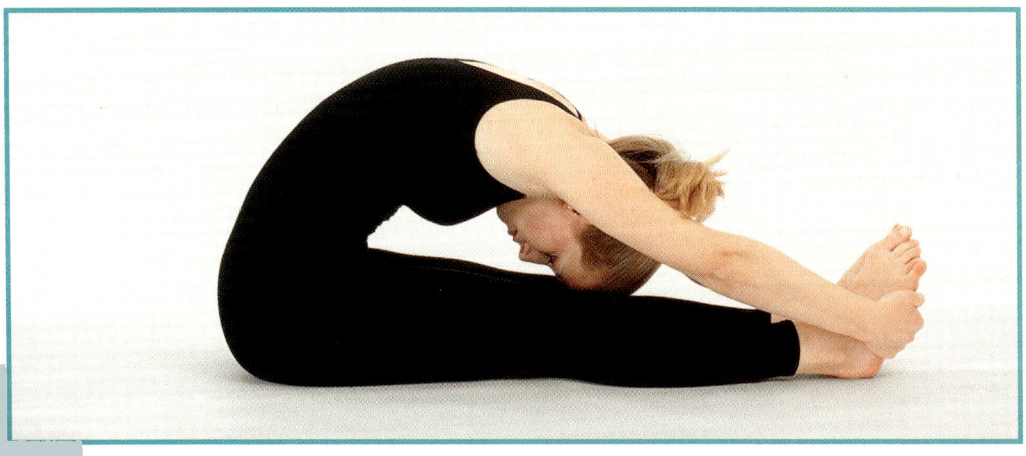

EXEMPLE N° 2

Poursuivez avec un exercice de renforcement musculaire.

Après votre séance, respirez calmement pendant 1 minute.

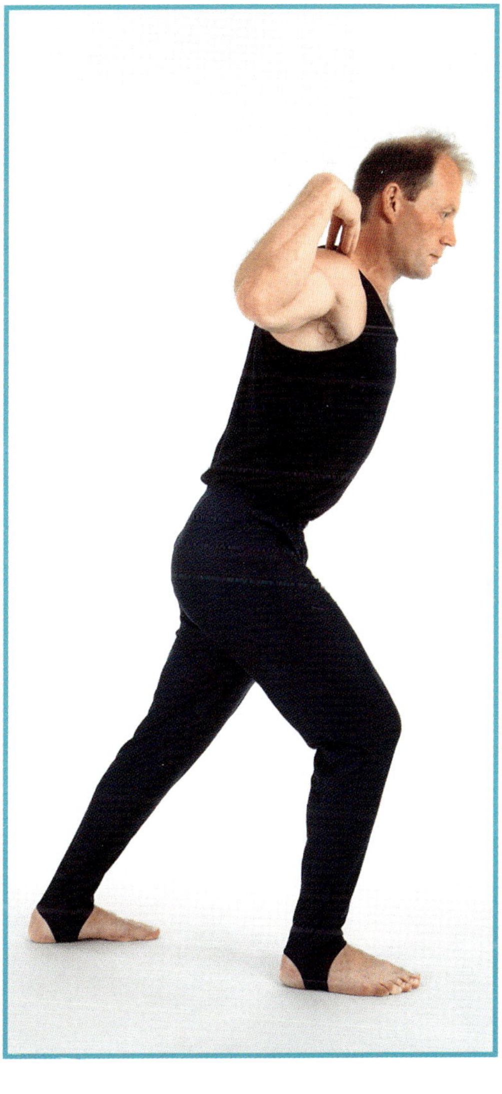

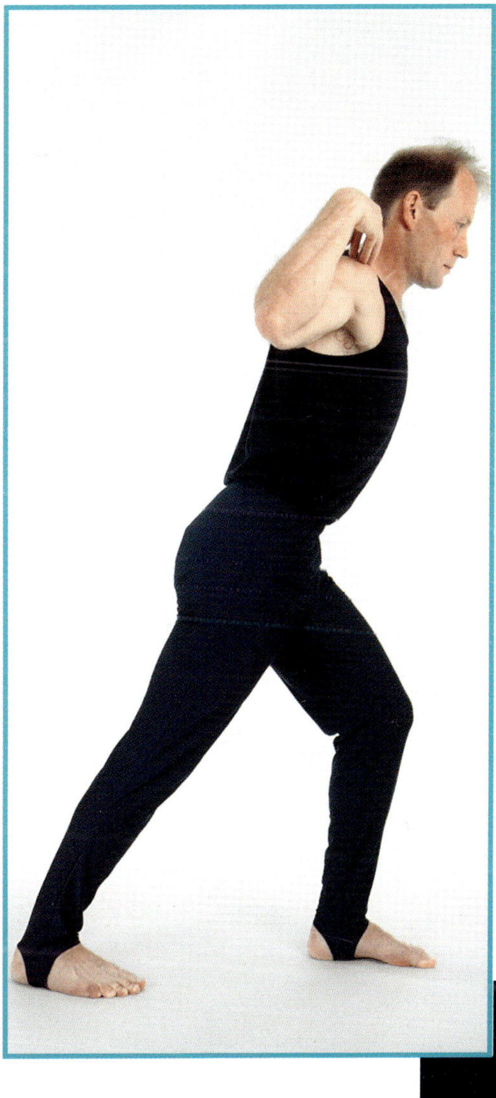

BONS ET MAUVAIS GESTES : LES CONSEILS DE VOTRE KINÉ

Dans la vie de tous les jours, il faut éviter un certain nombre de gestes ou de mauvaises positions pour protéger son dos…

SOULEVER OU RAMASSER UN OBJET

Si ce geste n'est pas accompli selon certaines règles, il peut être dangereux. Par exemple, soulever de terre un objet ne pesant que 10 kilos, bras et jambes tendus, provoque une contrainte de 1 000 kilos sur un disque situé dans la région lombaire, poids bien supérieur à la résistance que peut endurer un disque vertébral.
Pour réduire cette contrainte, gardez le buste droit et pliez les jambes : cette règle est fondamentale, même pour ramasser un objet léger.
Si l'objet est très lourd, portez-le le plus près possible du corps.

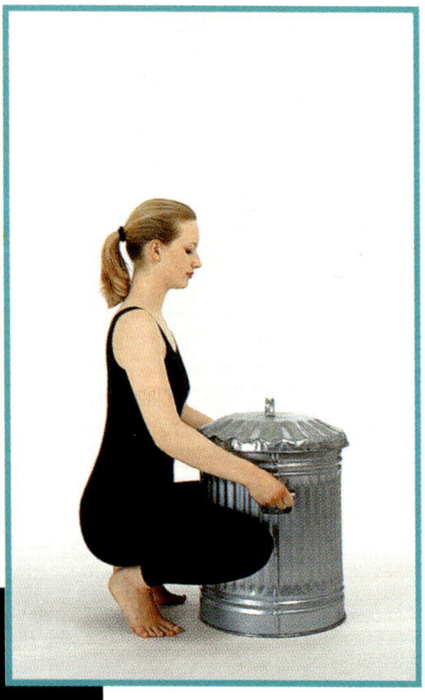

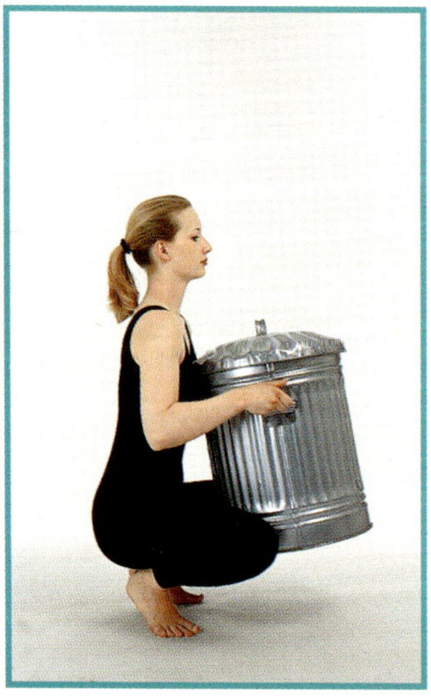

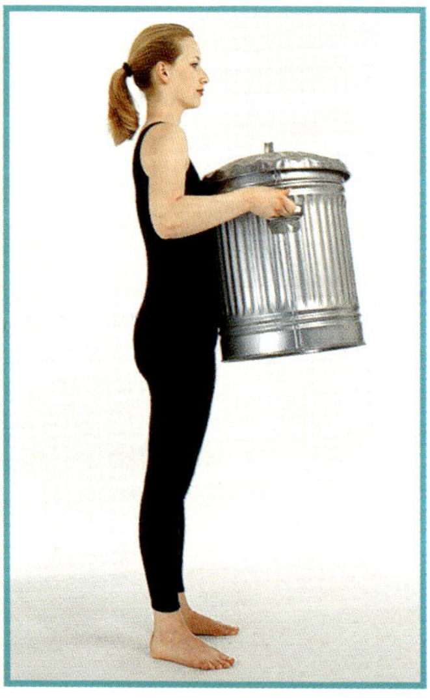

EN VOITURE

La position assise prolongée est déjà mauvaise pour le dos ; c'est pire en voiture car on ne peut ni bouger, ni se lever. Essayez d'adopter la position la plus confortable possible : bras fléchis à 45°, hanches ne dépassant pas 90° de flexion, bas du dos naturellement cambré. Arrêtez-vous toutes les deux heures pour bouger et faire quelques exercices.

OUI

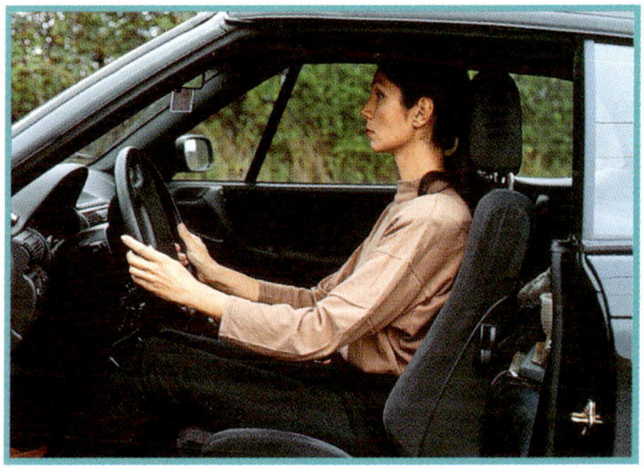

NON

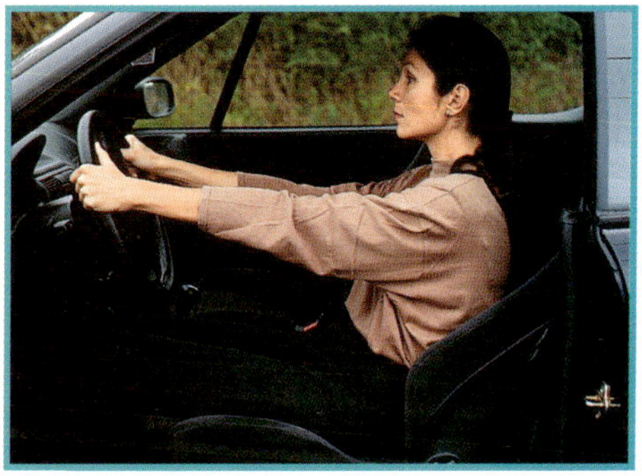

AUTRES PRÉCAUTIONS À PRENDRE

Votre siège ne doit pas être trop haut et, si c'est possible, inclinez votre table de travail.
Dans la cuisine, votre plan de travail ne doit pas être trop bas.
Votre aspirateur doit avoir un manche suffisamment long.
Mettez-vous à genoux pour nettoyer la baignoire ou pour aspirer sous les meubles.

OUI

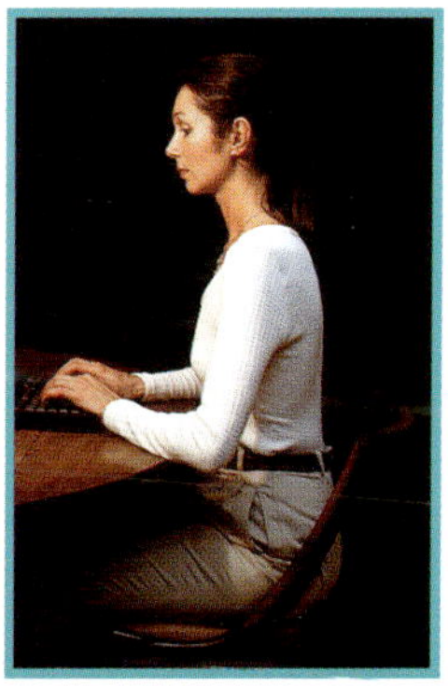

NON

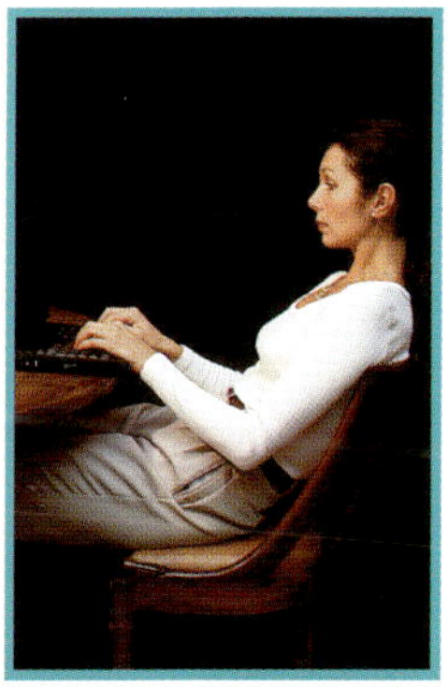

OUI

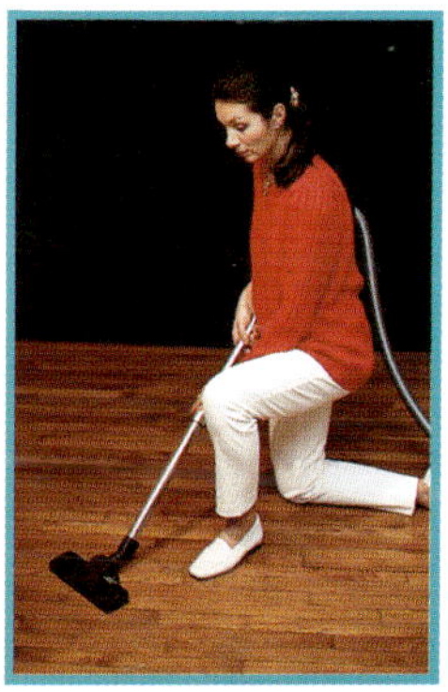

NON

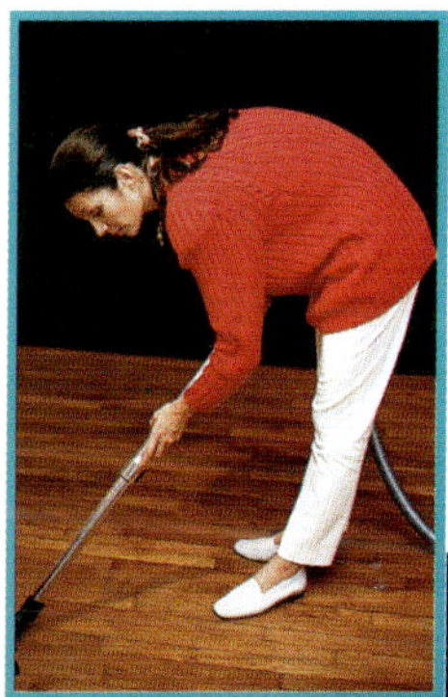

ASSOUPLISSEMENT

I

FACILE

OBJECTIF

Étirement de l'ensemble du dos (région lombaire et dorsale) et des épaules.

DURÉE

3 minutes 20

Maintenir la position 20 secondes ; répéter 10 fois.

CONSEIL

Assouplissement très efficace, à faire régulièrement.

1

POSITION DE DÉPART

Mettez-vous à quatre pattes, en collant les mains au sol et en écartant bien les genoux pour être stable.

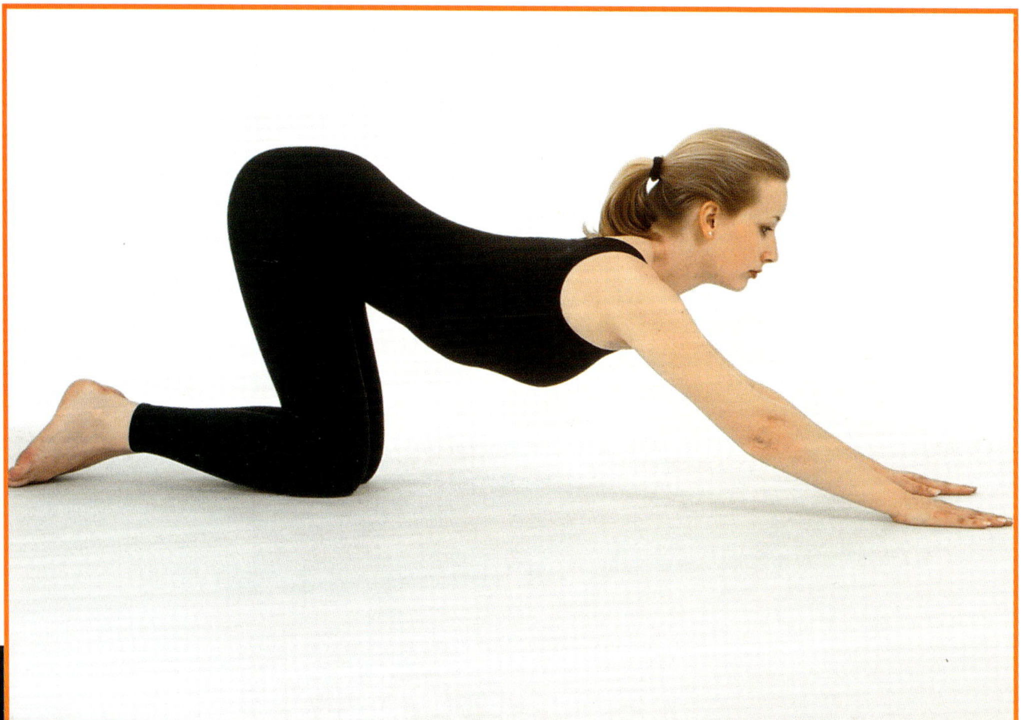

2

TRAVAIL

En soufflant, descendez les fesses en direction des talons et approchez le buste du sol.

ATTENTION !

- **L'étirement doit être progressif et sans à-coups.**
- **Soyez bien relâché.**
- **Si le bas du dos est trop cambré, reculez davantage les fesses vers les talons.**

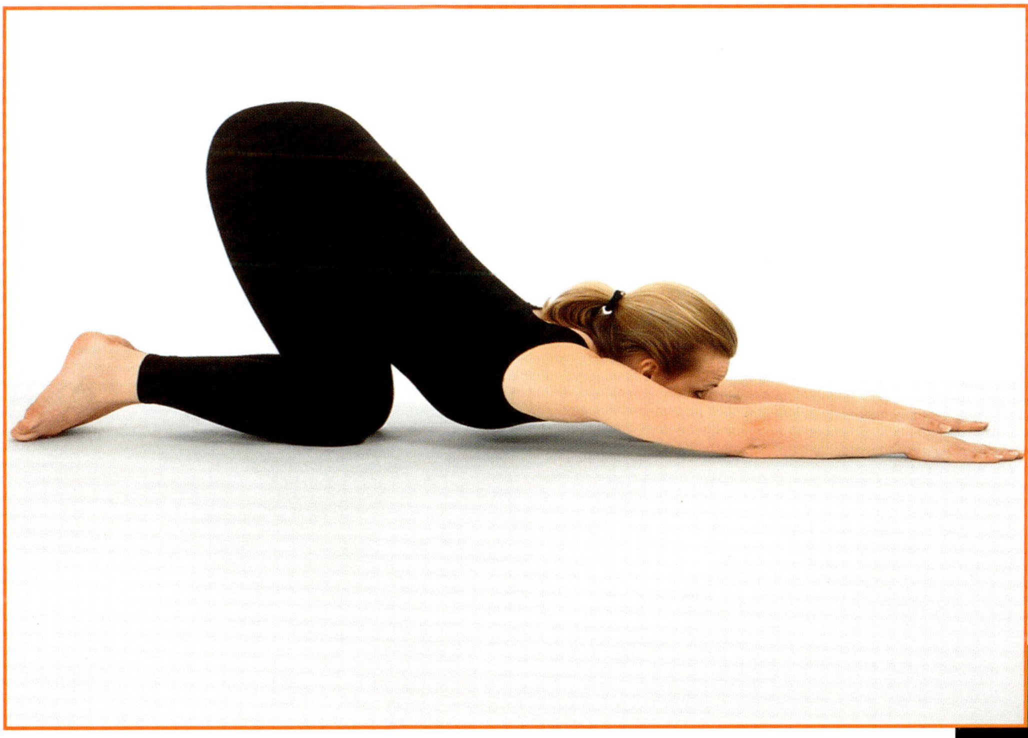

2

FACILE

OBJECTIF

Étirement de l'ensemble du dos et des épaules.

DURÉE

3 minutes 20

Maintenir la position
20 secondes ; répéter 10 fois.

CONSEIL

Étirement particulièrement conseillé aux personnes travaillant sur ordinateur.

1

POSITION DE DÉPART

Mettez-vous à quatre pattes face à un mur, en écartant bien les genoux pour être stable, et posez les mains sur le mur.

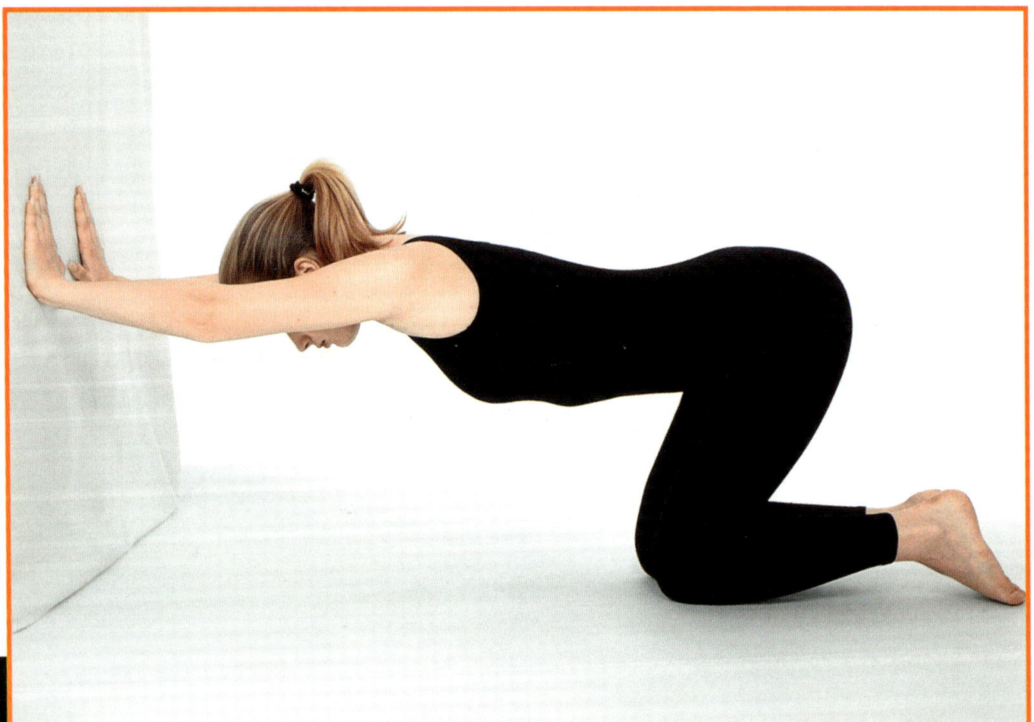

2

TRAVAIL

En soufflant et sans plier les bras, descendez le buste vers le sol.

ATTENTION !

▲ Ne cambrez pas exagérément le bas du dos.

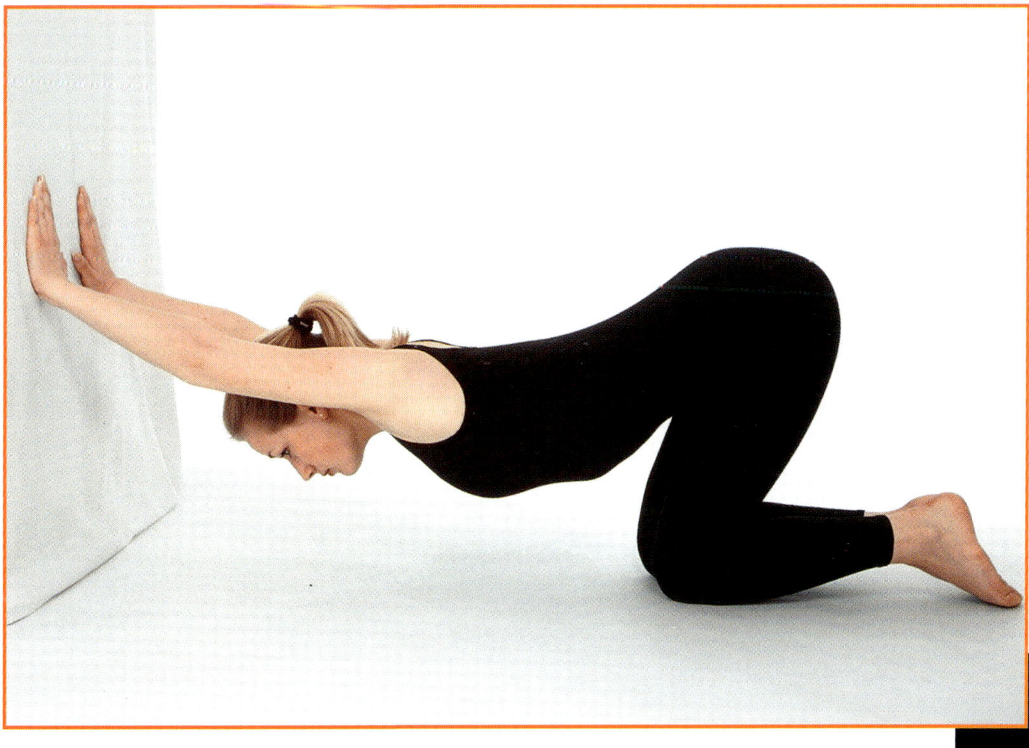

3

FACILE

OBJECTIF

Étirement de l'ensemble du dos, en flexion et en extension.

DURÉE

3 minutes 20

Maintenir l'étirement 20 secondes ; alterner les positions : 5 fois en flexion, 5 fois en extension.

CONSEIL

Exercice très relaxant en fin de journée.

1

POSITION DE DÉPART

Asseyez-vous en tailleur le dos appuyé contre un mur.

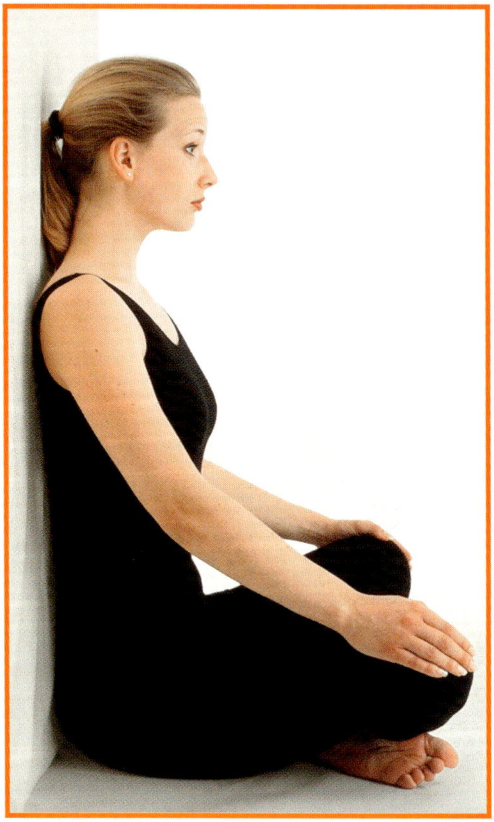

2

TRAVAIL

• En soufflant, penchez doucement le buste en avant, la tête dirigée vers les genoux. Maintenez la position en étant le plus relâché possible.

• Redressez le buste et appuyez la tête contre le mur.

• Alternez la position en flexion et la position en extension.

ATTENTION !

▲ **Les muscles doivent être très relâchés en flexion.**

▲ **Si la flexion est douloureuse, n'insistez pas.**

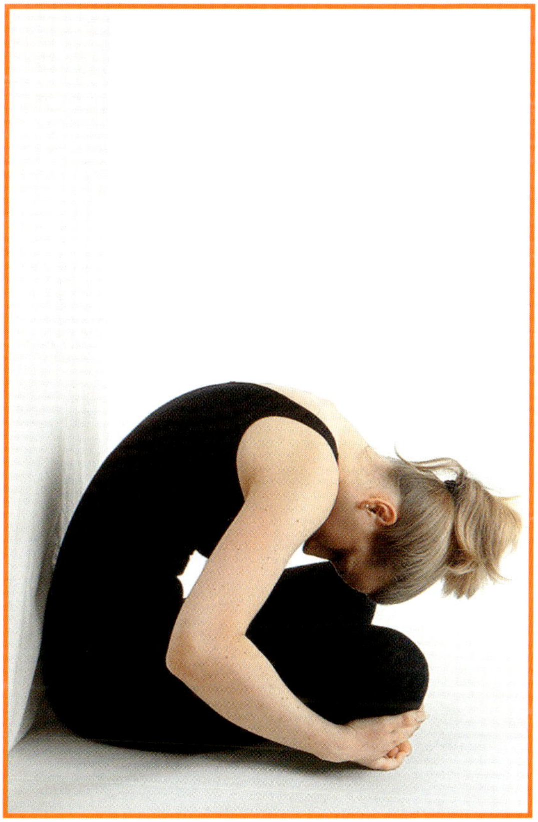

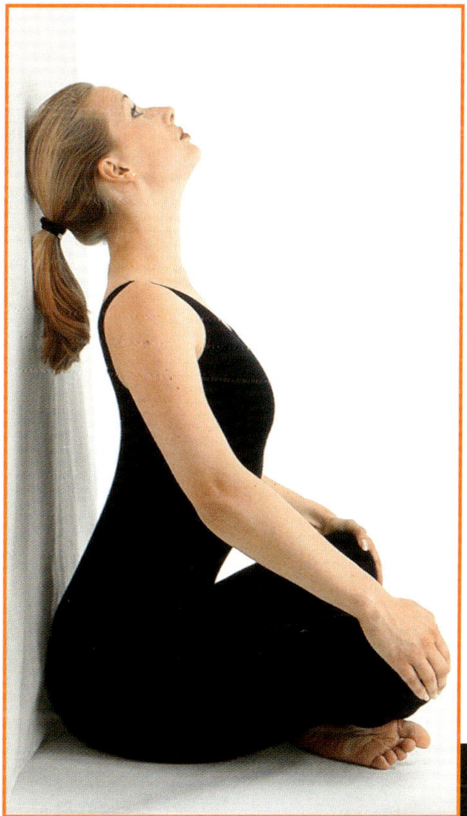

4

FACILE

OBJECTIF

Assouplissement du dos, en flexion et en extension.

DURÉE

3 minutes 20

Maintenir chaque position 20 secondes ; répéter 5 fois.

CONSEIL

Exercice servant d'échauffement avant le sport ou d'étirement après le sport.

1

POSITION DE DÉPART

Asseyez-vous les jambes fléchies et les mains en arrière des fesses.

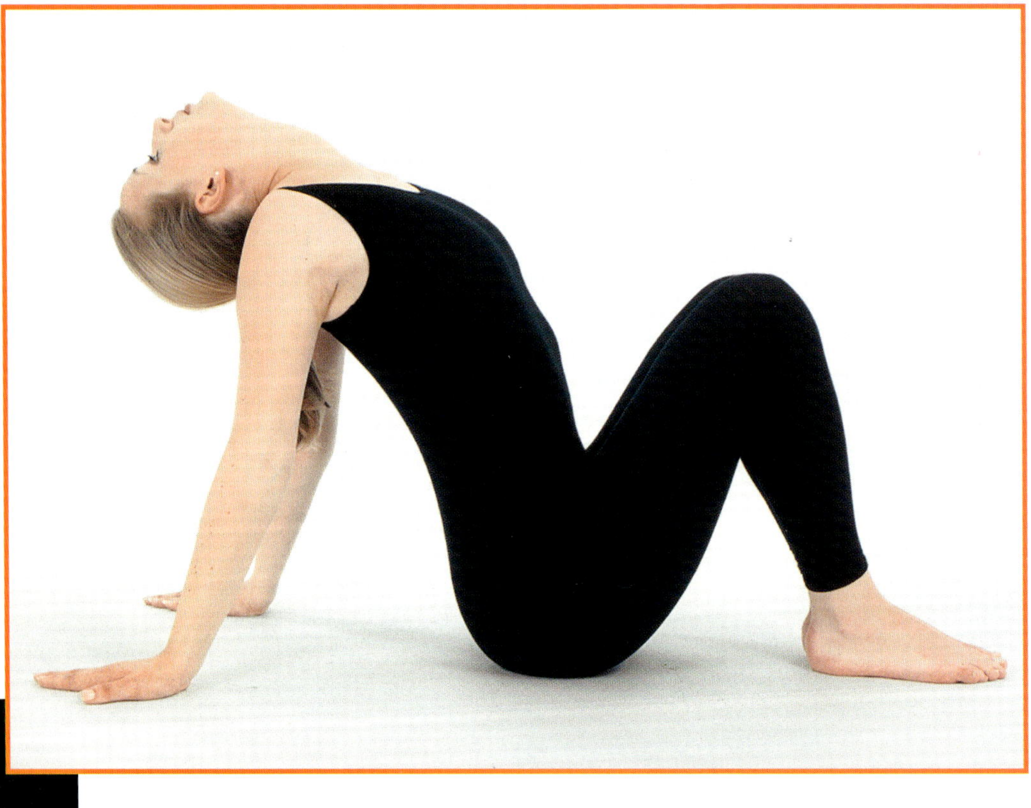

2

TRAVAIL

En soufflant, basculez la tête en arrière et poussez le buste vers le haut.

Dans un deuxième temps, tendez les jambes et essayez d'attraper les pieds avec les mains.

Si vous n'atteignez pas vos pieds, posez vos mains sur vos chevilles.

ATTENTION !

- ▲ **En flexion, il ne faut pas plier les genoux.**
- ▲ **Si la position dos rond est pénible, n'insistez pas.**

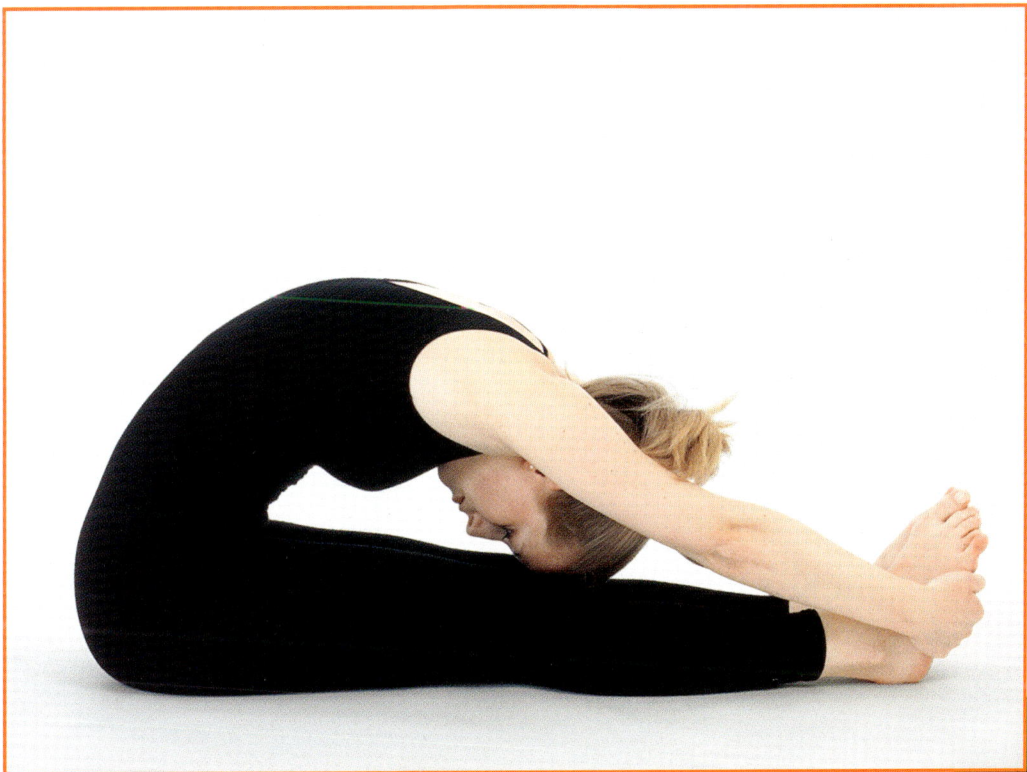

5

FACILE

OBJECTIF

Assouplissement du dos,
en flexion.

DURÉE

3 minutes 20

Maintenir la position
20 secondes ; répéter 10 fois.

ATTENTION !

▲ **Faites cet exercice sur un tapis confortable.**

CONSEIL

Exercice pouvant être répété à volonté, chaque fois que le dos est tendu ou douloureux ;
les petits craquements que l'on peut entendre au niveau des vertèbres sont sans gravité...

1

POSITION DE DÉPART

Asseyez-vous la tête entre les genoux, les mains sur les chevilles.

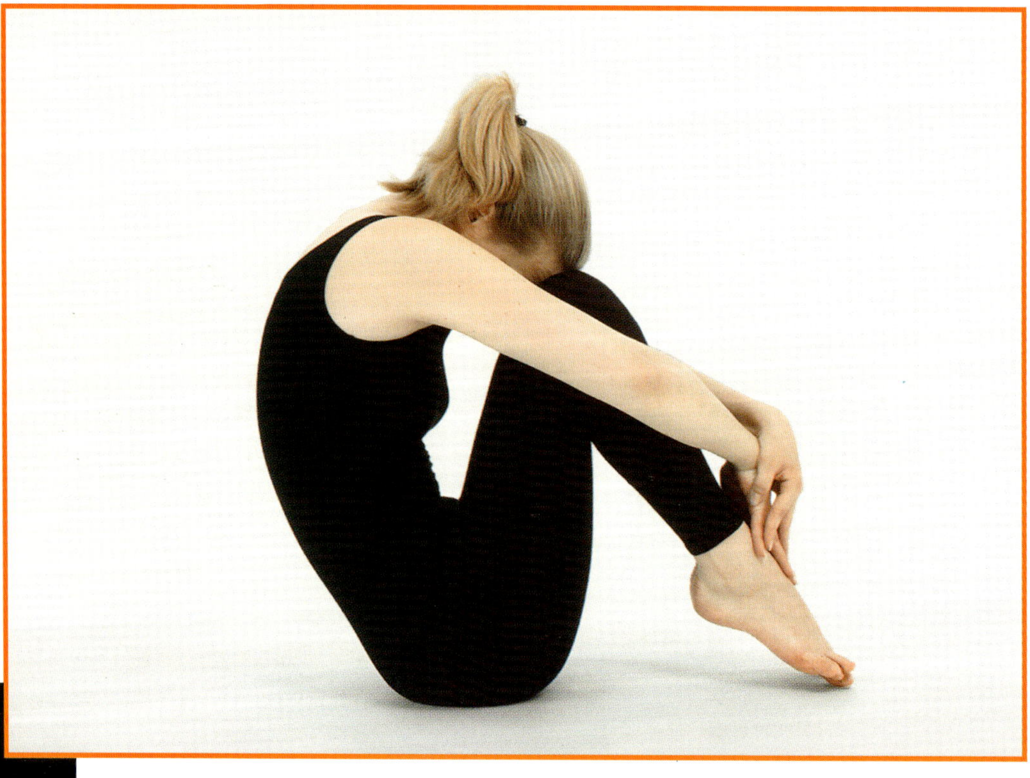

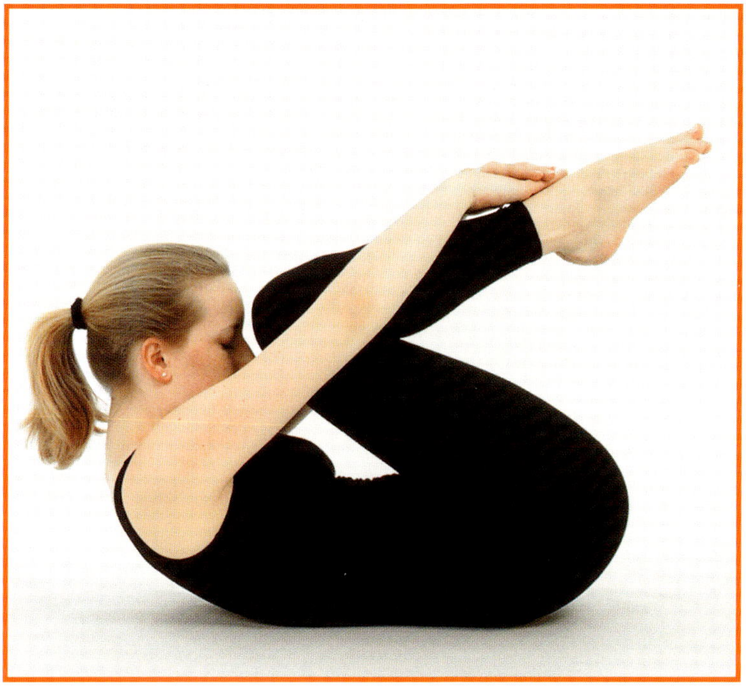

2

TRAVAIL

En restant bien groupé, laissez-vous rouler doucement en arrière jusqu'à ce que la nuque repose sur le sol, puis revenez.

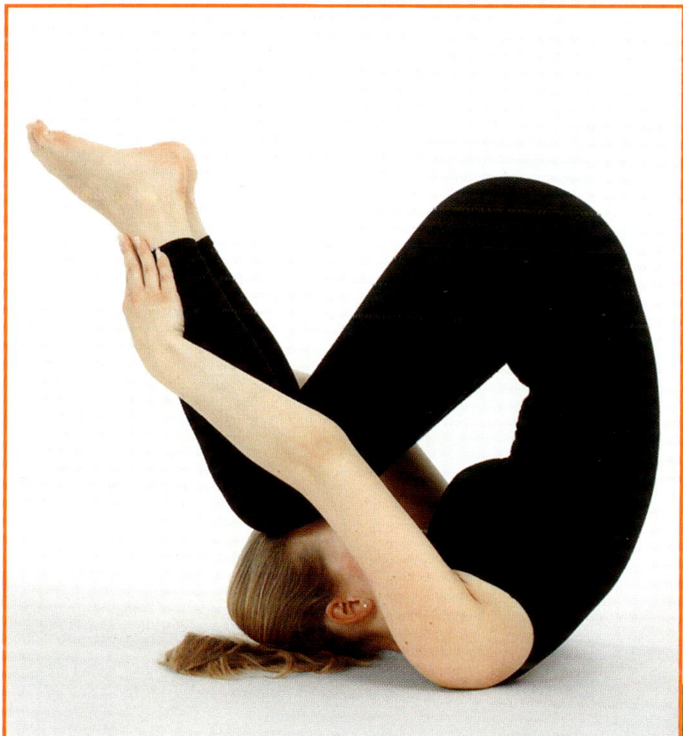

6

FACILE

OBJECTIF

Assouplissement latéral de la région lombaire.

DURÉE

3 minutes 20

Maintenir la position 10 secondes ; répéter 20 fois.

CONSEIL

Exercice permettant de bien contrôler la région lombaire et pouvant même être pratiqué assis à son bureau.

ATTENTION !

▲ **Ne faites pas le dos rond.**

1

POSITION DE DÉPART

Assis, jambes tendues ou fléchies, les mains posées à plat de part et d'autre des fesses.

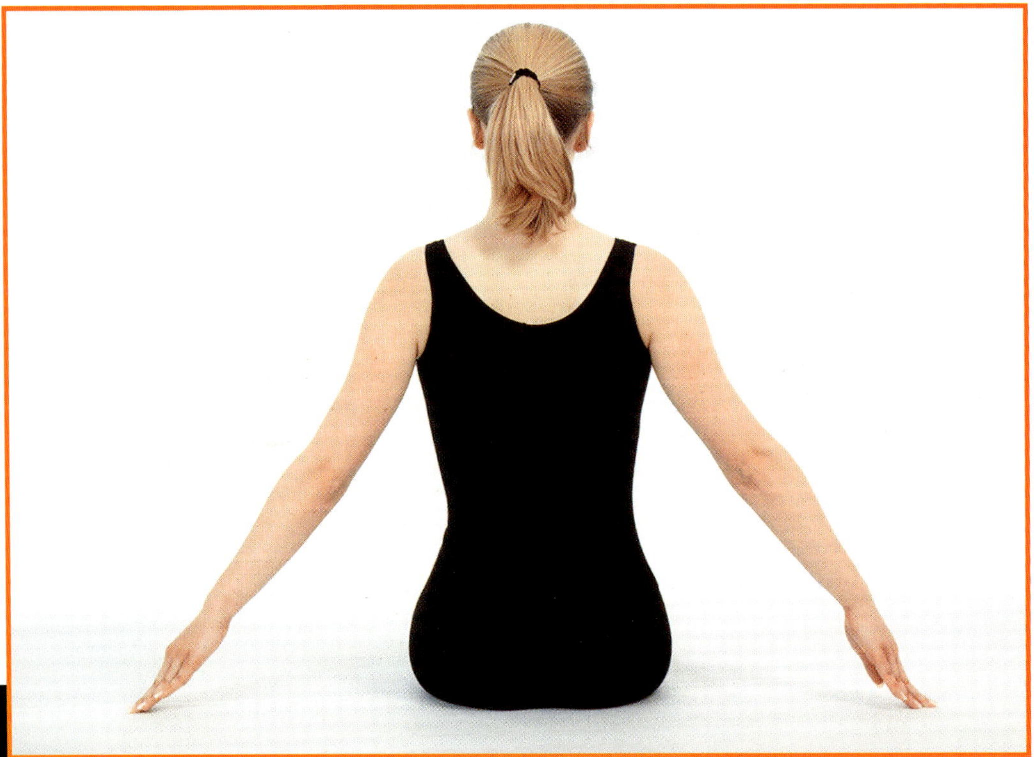

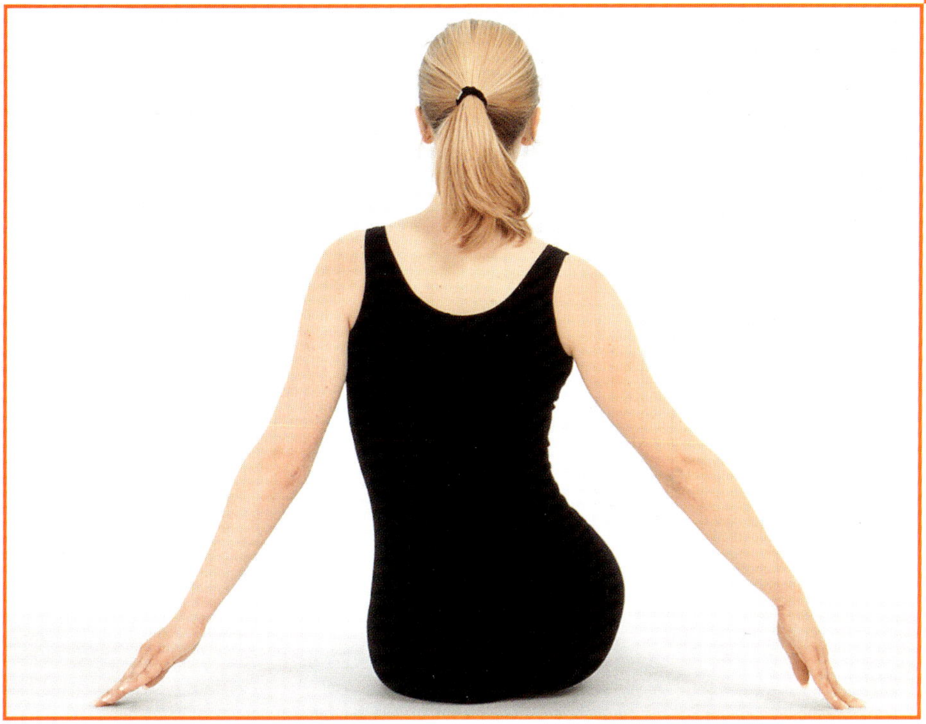

2

TRAVAIL

Sans perdre l'équilibre, roulez d'une fesse sur l'autre en gardant les épaules horizontales.

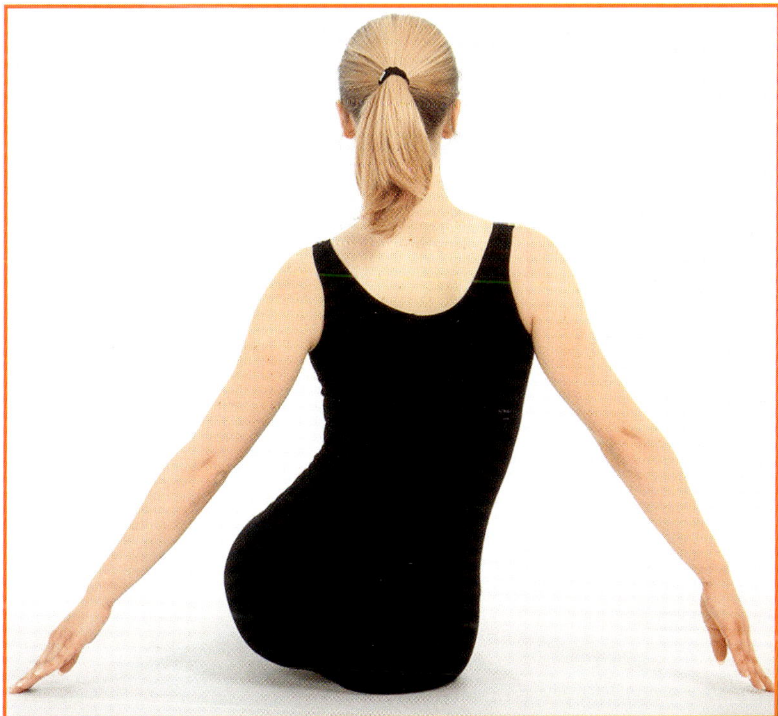

OBJECTIF

Assouplissement du dos en rotation.

DURÉE

3 minutes

Faire 5 rotations à droite en 1 minute 30 ; changer de jambe d'appui et recommencer.

1

POSITION DE DÉPART

Posez un genou à terre, le pied opposé à plat devant le genou.

Le buste est droit.

Les bras sont en chandelier.

2

TRAVAIL

En soufflant, tournez le buste à droite, puis à gauche.

Changez de jambe et recommencez les rotations.

ATTENTION !

- ▲ La position doit rester stable.
- ▲ Le bassin ne doit pas tourner.
- ▲ Ne baissez pas les bras pendant la rotation.

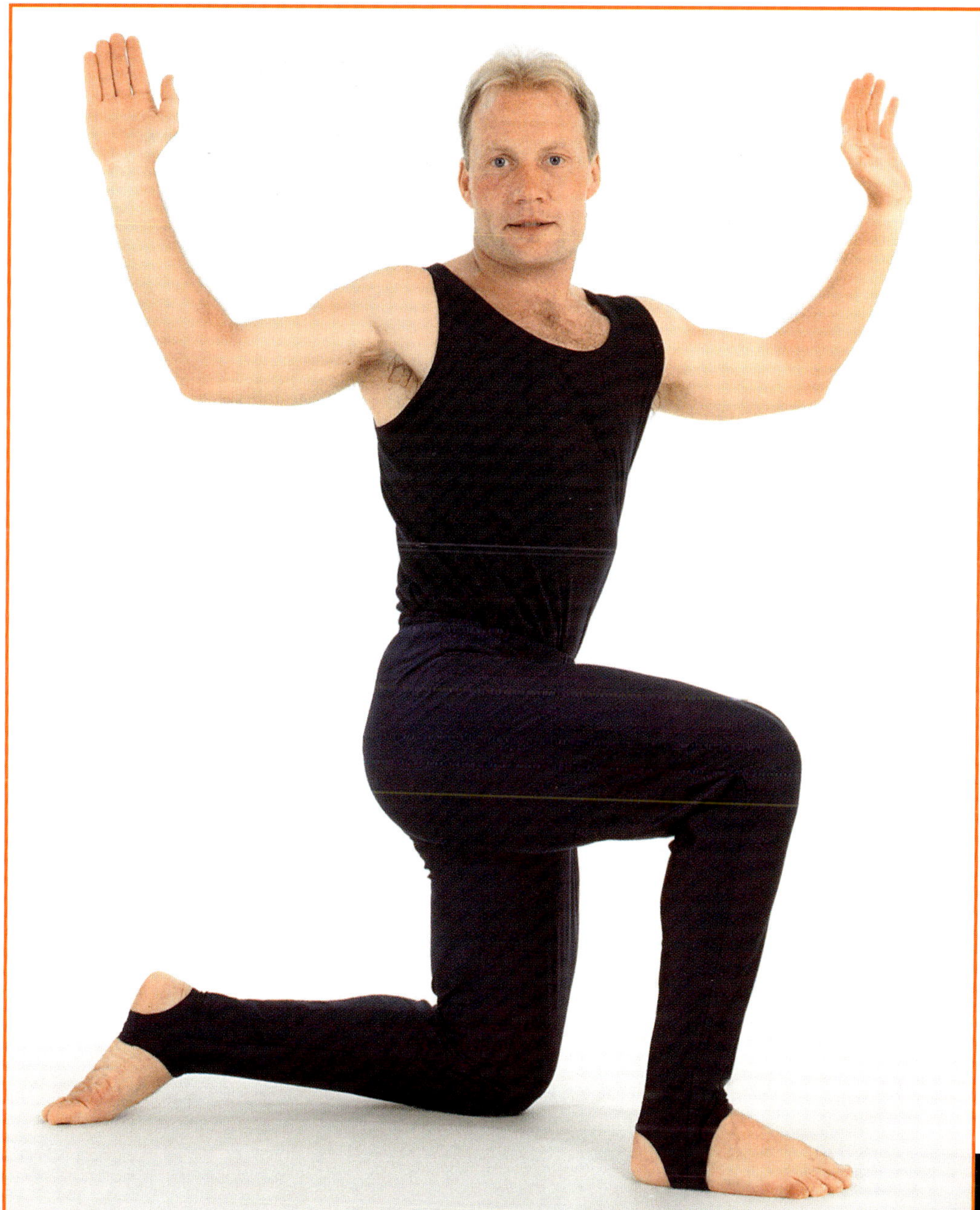

8

FACILE

OBJECTIF

Assouplissement du dos en rotation.

DURÉE

3 minutes 20

Faire l'exercice 10 fois

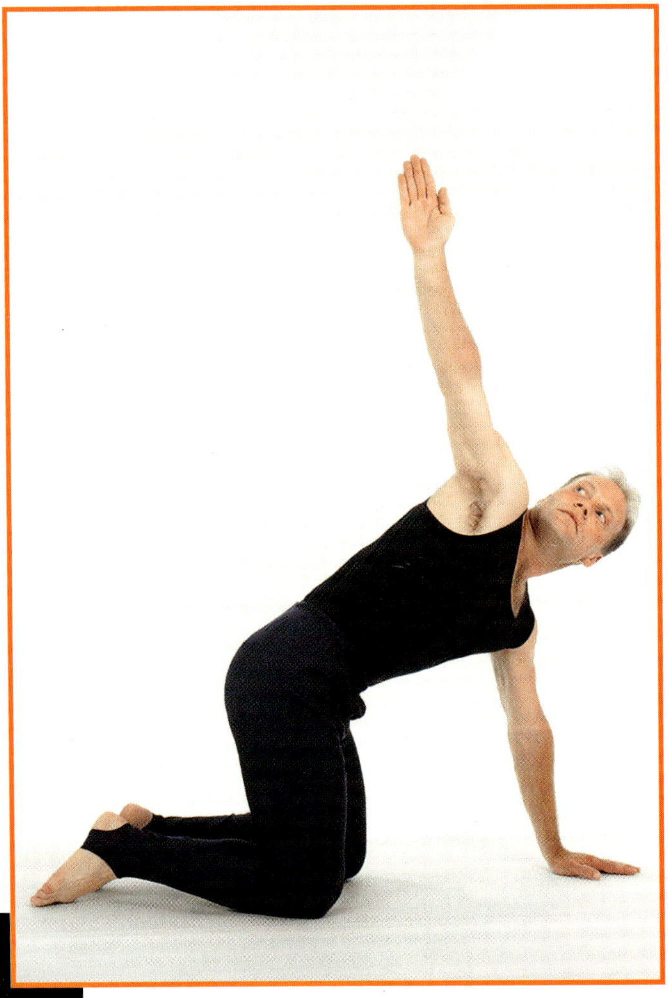

1

POSITION DE DÉPART

Mettez-vous à genoux, une main sur le sol, l'autre tendue en l'air.

Les yeux regardent la main qui est en l'air.

ATTENTION !

- ▲ Les deux bras doivent toujours être alignés.
- ▲ Le haut du buste doit être bien tourné.
- ▲ Écartez les genoux pour être stable.

2

TRAVAIL

En soufflant, fléchissez les genoux pour amener les fesses en direction des talons, puis remontez.

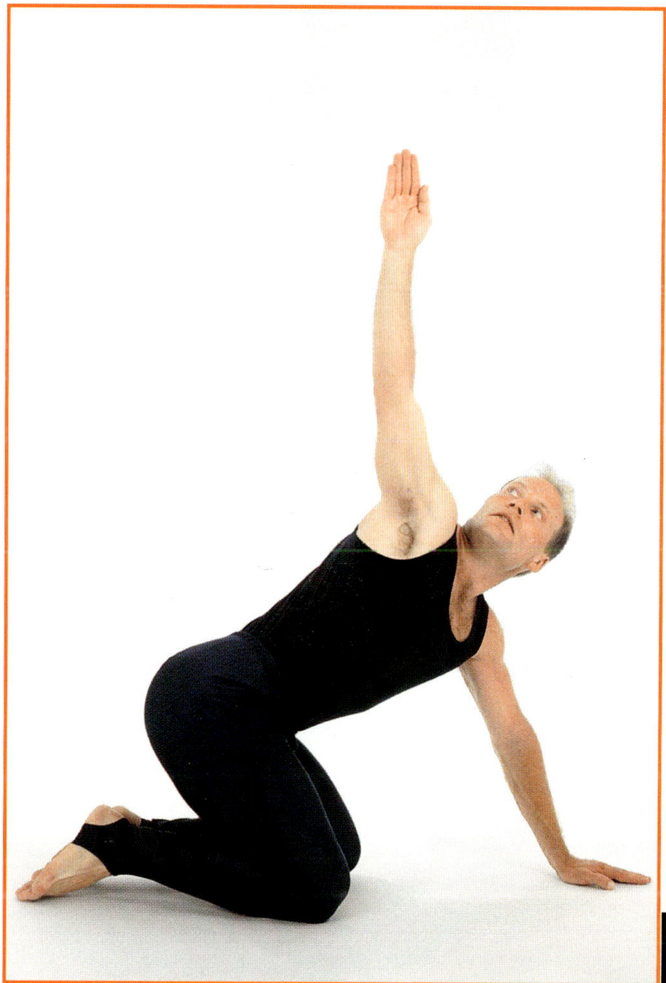

9

FACILE

OBJECTIF

Assouplissement de la région lombaire et de la hanche.

DURÉE

3 minutes 20

Maintenir la position
20 secondes et répéter 5 fois, pour chaque jambe.

CONSEIL

Exercice bénéfique pour les personnes souffrant du bas du dos lors de position assise prolongée.

1

POSITION DE DÉPART

Allongez-vous sur le dos.

Prenez un genou fléchi dans vos mains, l'autre jambe reste allongée sur le sol.

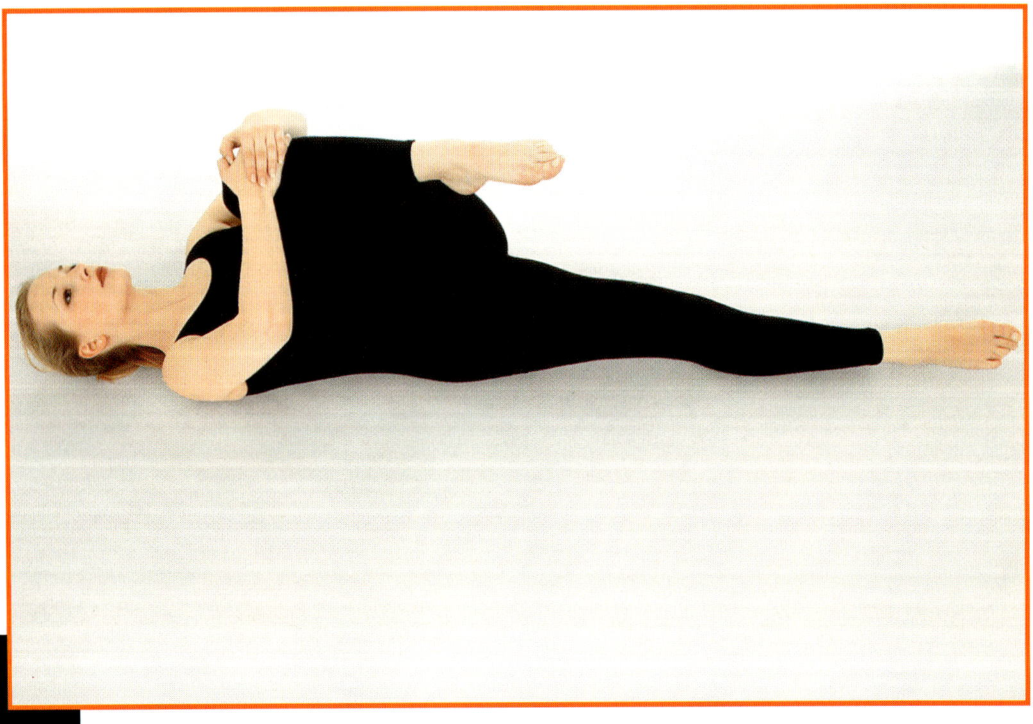

2

TRAVAIL

En soufflant, tirez doucement votre genou avec les mains en direction de la poitrine et maintenez la position.

Changez de jambe.

ATTENTION !

- ▲ **La tête doit rester sur le sol.**
- ▲ **La jambe allongée ne doit pas fléchir.**
- ▲ **Relâchez-vous le plus possible.**

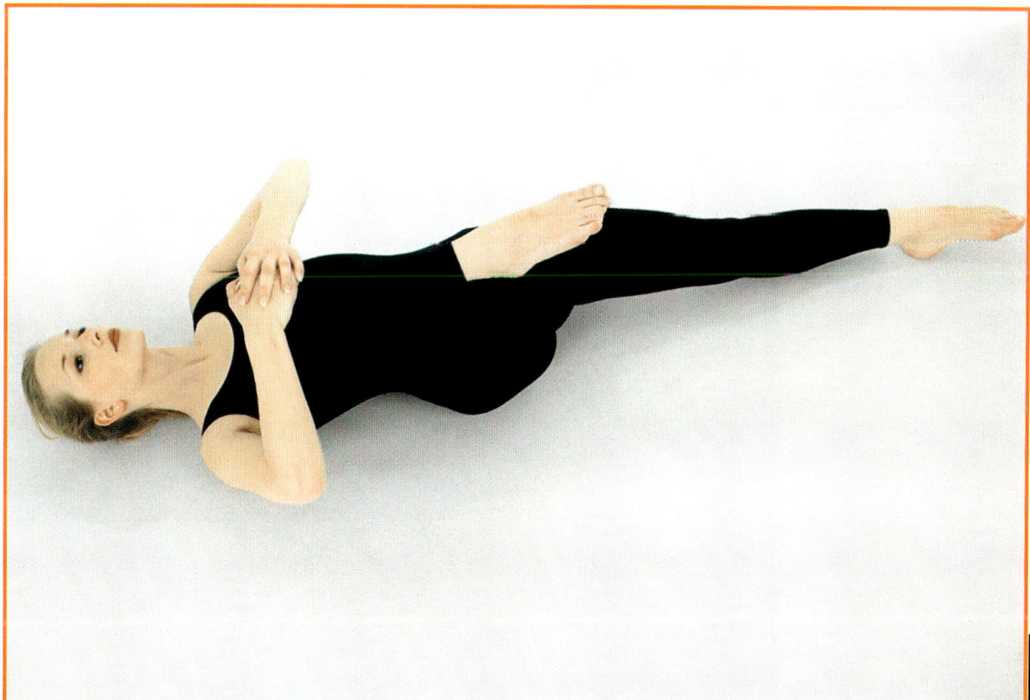

10

FACILE

OBJECTIF

Assouplissement latéral
du haut du dos.

DURÉE

3 minutes 20

Maintenir la position
20 secondes de chaque côté ;
répéter 5 fois.

CONSEIL

Faire cet exercice le dos
contre un mur pour éviter
de basculer en avant
ou en arrière.

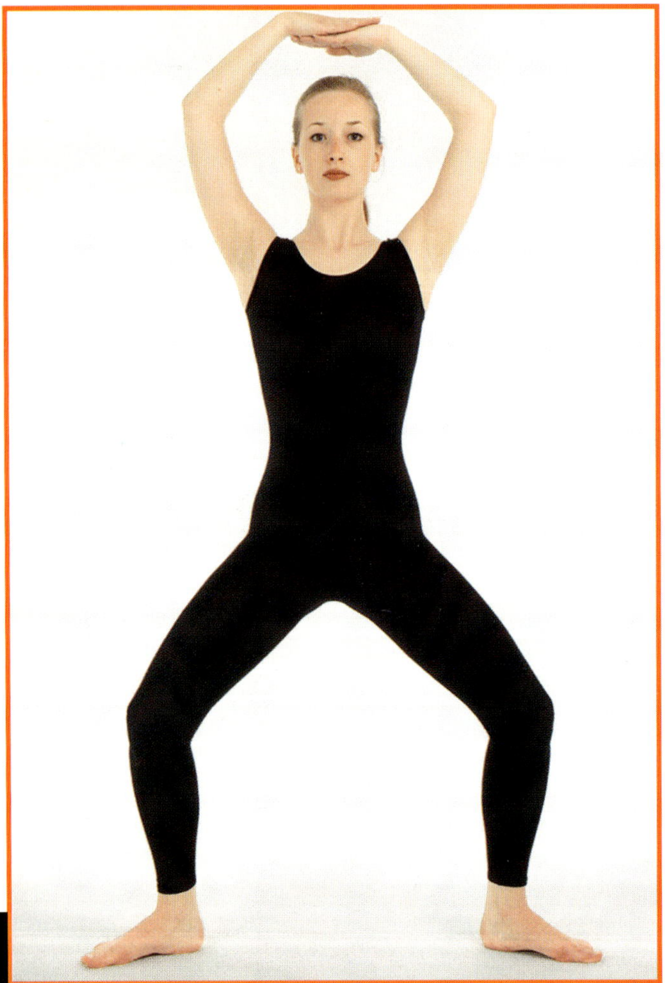

1

**POSITION
DE DÉPART**

Mettez-vous debout, jambes écartées et fléchies, les mains jointes au-dessus de la tête.

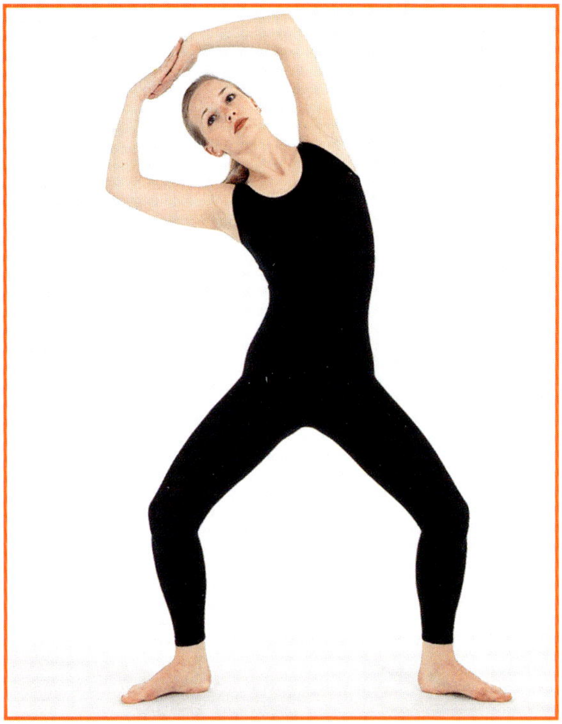

ATTENTION !

▲ Ne vous penchez pas en avant.

▲ Gardez les jambes bien fléchies pendant le mouvement.

2

TRAVAIL

En soufflant, inclinez lentement le coude droit en direction du genou droit et maintenez la position.

Faites la même chose avec le coude gauche en direction du genou gauche.

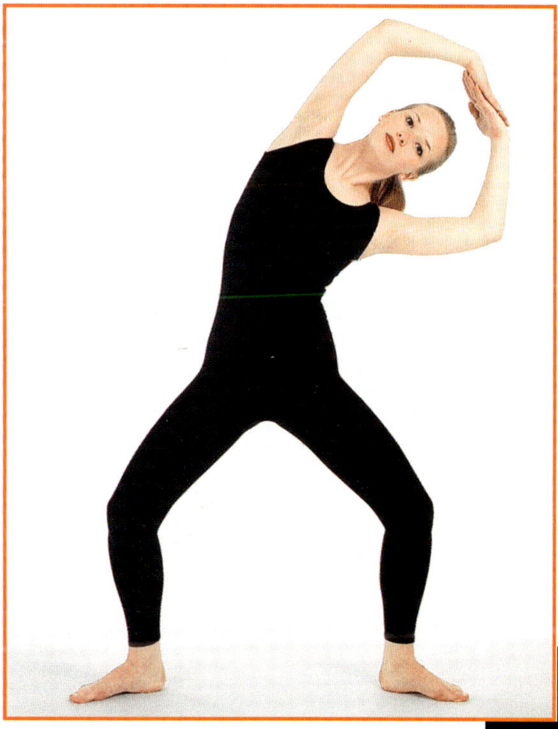

OBJECTIF

Assouplissement de l'ensemble du dos.

DURÉE

3 minutes 20

Maintenir la position 20 secondes ; répéter 5 fois, sur chaque jambe.

CONSEIL

Faire cet exercice le dos contre un mur pour éviter de vous pencher en avant.

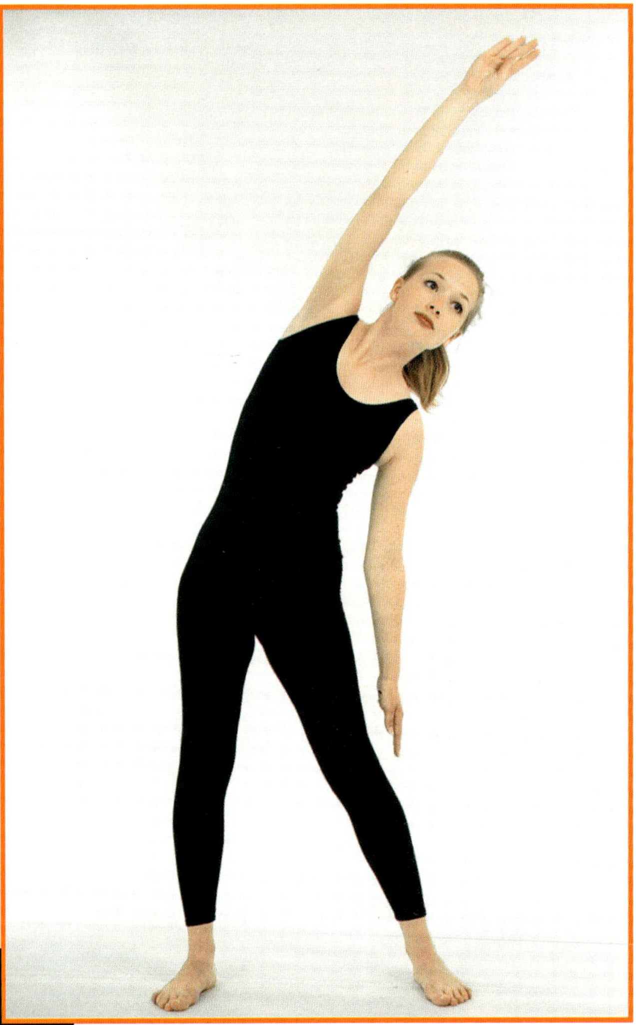

1

POSITION DE DÉPART

Tenez-vous debout, les jambes bien tendues, un bras tendu au-dessus de la tête.

ATTENTION !

- ▲ Ne vous penchez pas en avant.
- ▲ Ne creusez pas le dos.

2

TRAVAIL

En soufflant, inclinez-vous latéralement en tirant bien : le bras tendu vers le haut, le bras le long du corps vers le bas.

Maintenez la position et changez de côté.

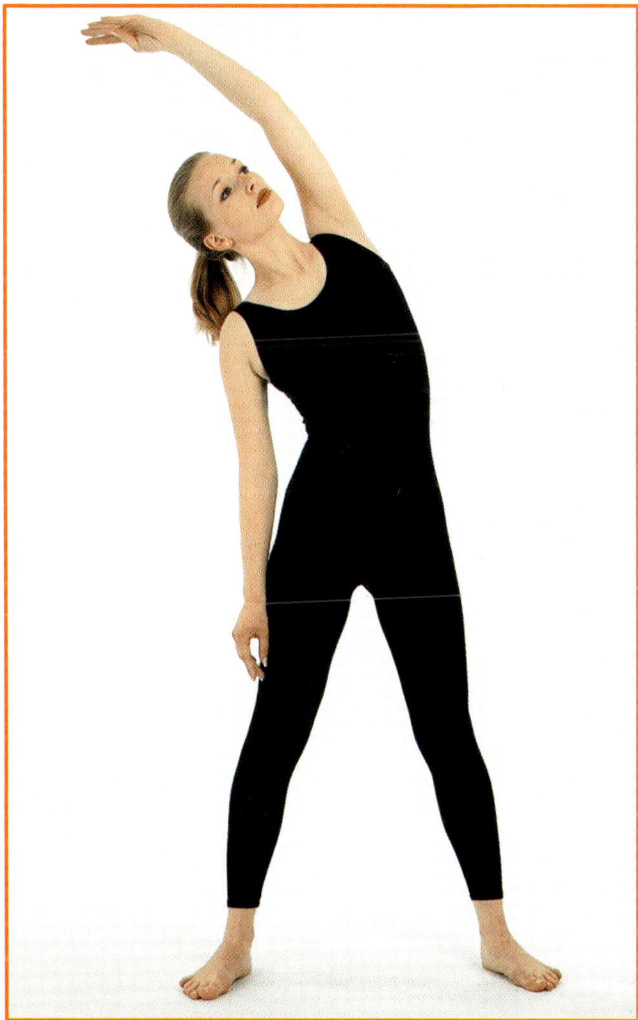

OBJECTIF

Assouplissement
de la région dorsale.

DURÉE

3 minutes 20

Maintenir la position
20 secondes ; répéter 10 fois.

CONSEIL

Exercice particulièrement
conseillé aux personnes
ayant le haut du dos rond.

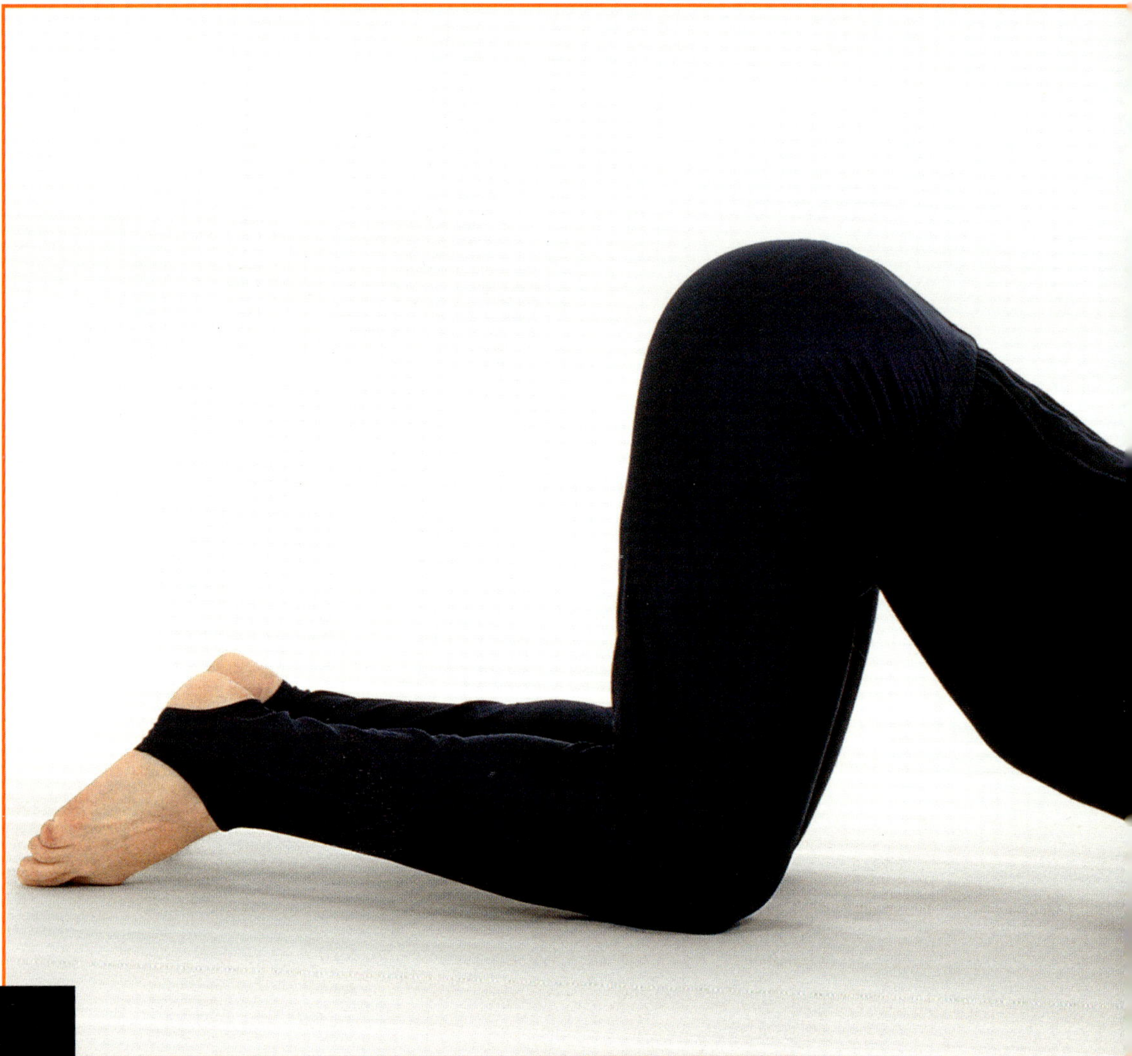

ATTENTION !

▲ Si le bas du dos se creuse, reculez les fesses vers les talons.

▲ Ne partez pas trop en avant, la tête doit rester à la hauteur des mains.

1

POSITION DE DÉPART

Mettez-vous à quatre pattes, les genoux écartés pour être stable.

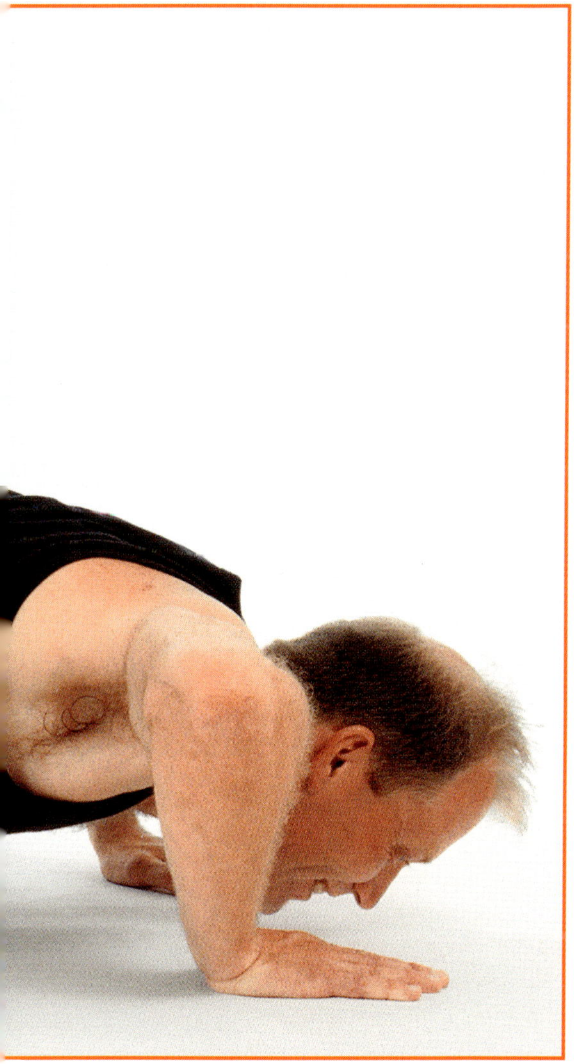

2

TRAVAIL

Descendez le buste vers le sol en gardant les coudes écartés.

Gardez la position en étant relâché.

13

MOYEN

OBJECTIF

Assouplissement du dos.

DURÉE

3 minutes 20

Maintenir la position
20 secondes : 5 fois le dos rond,
5 fois le dos creux.

CONSEIL

Dans cet exercice classique, si les positions extrêmes dos rond ou dos creux sont douloureuses, ne forcez pas.

1

POSITION DE DÉPART

Mettez-vous à quatre pattes.

2

TRAVAIL

En inspirant, creusez progressivement le dos en gonflant le ventre et en sortant les fesses.

En soufflant, arrondissez le dos en rentrant bien le ventre et en serrant les fesses.

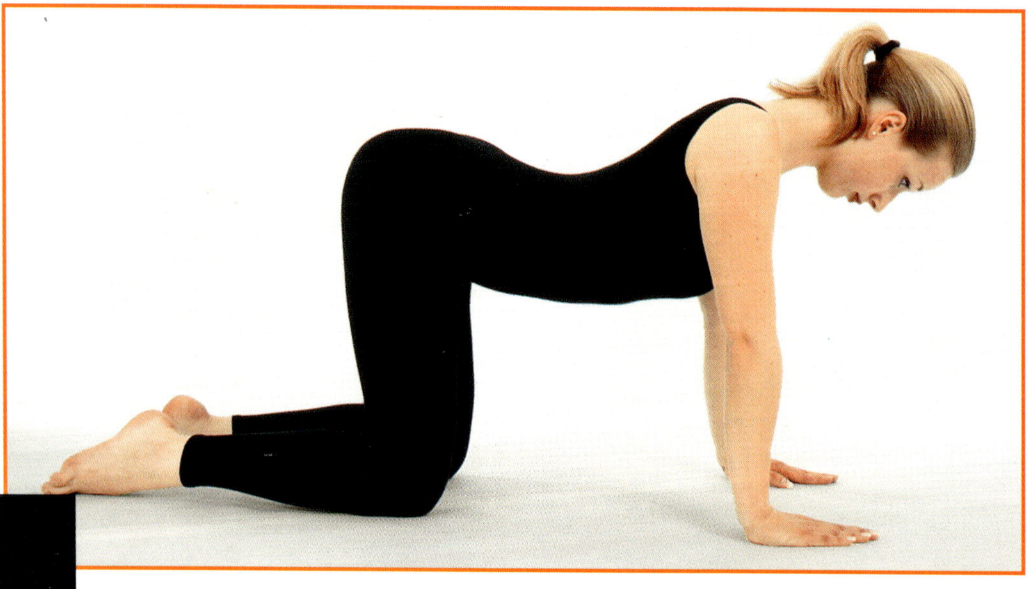

ATTENTION !

▲ Ne pliez pas les bras.

▲ Ne bougez pas le dos d'avant en arrière.

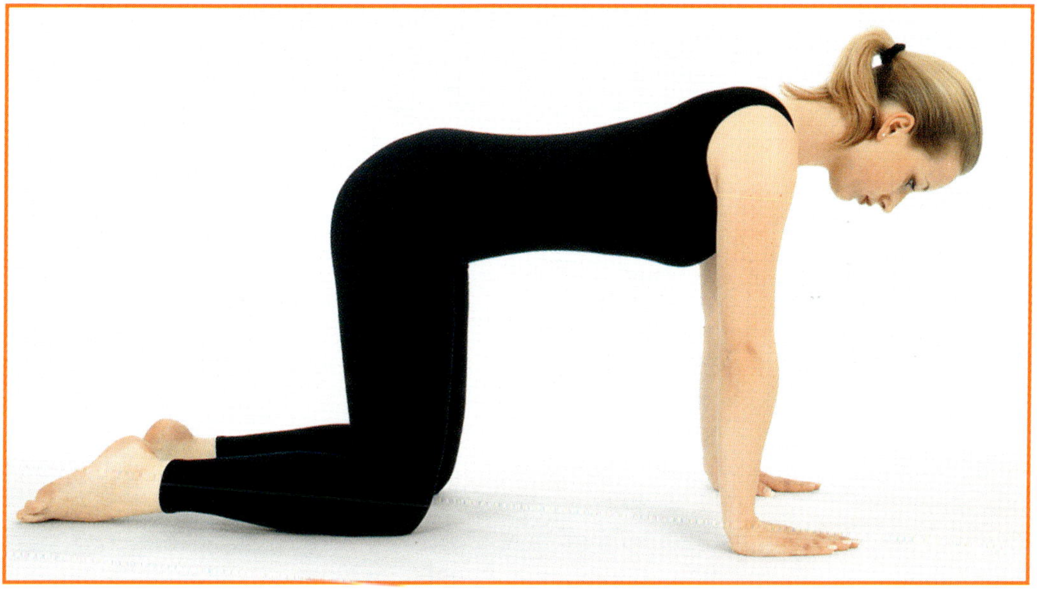

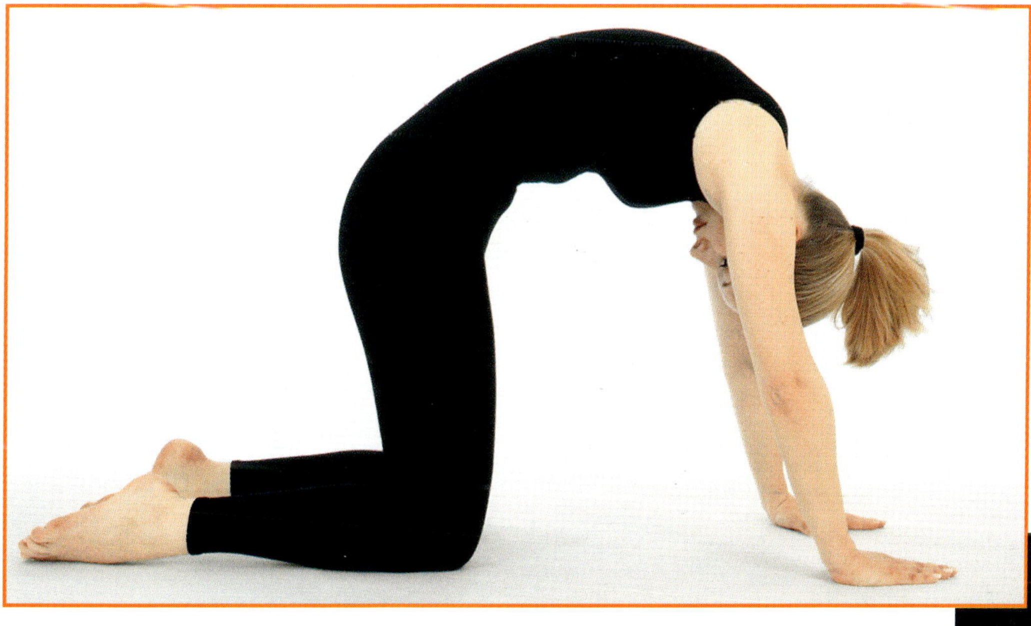

14

MOYEN

OBJECTIF

Étirement de toute la partie postérieure du corps, de la nuque aux pieds.

DURÉE

3 minutes 20

Maintenir la position 20 secondes ; répéter 5 fois pour chaque jambe.

CONSEIL

Exercice recommandé après une journée de travail, permettant un étirement très efficace du dos dans son ensemble.

1

POSITION DE DÉPART

Allongez-vous sur le sol, les mains derrière la tête, le bassin collé à un mur et les jambes bien tenues en l'air contre ce mur.

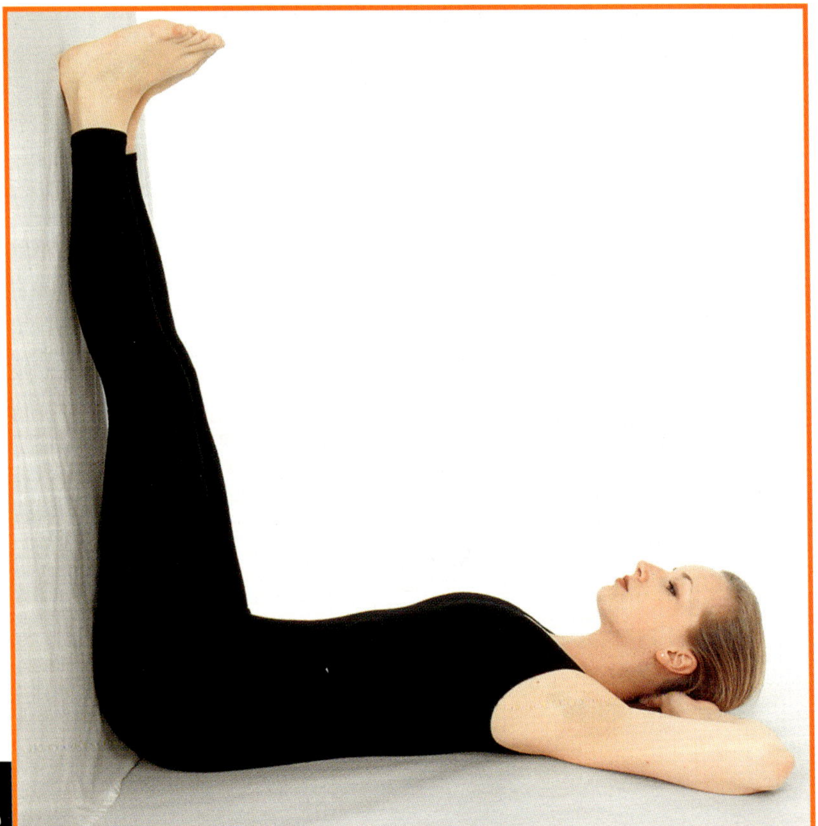

2

TRAVAIL

En soufflant, décollez du mur une jambe et maintenez la position.

Tirez la pointe du pied vers vous.

ATTENTION !

▲ Si vous n'arrivez pas à maintenir vos jambes tendues, pliez-les légèrement.

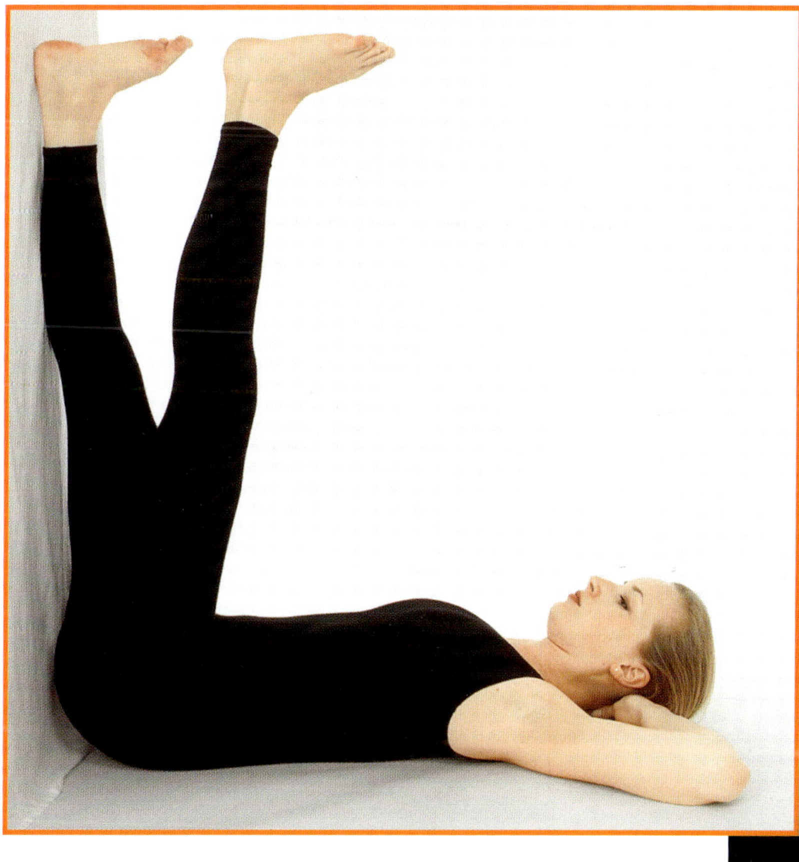

15

MOYEN

OBJECTIF

Assouplissement du dos, en rotation.

DURÉE

5 minutes

Maintenir chaque position 10 secondes (chaque arc de cercle prend 30 secondes) ; répéter 5 fois pour chaque jambe.

ATTENTION !

- ▲ **La jambe avant doit rester tendue pendant tout l'exercice.**
- ▲ **Les bras sont toujours tendus.**

1

POSITION DE DÉPART

Mettez-vous en position de « passage de haie » : assis sur le sol une jambe en avant, l'autre fléchie à 90°.

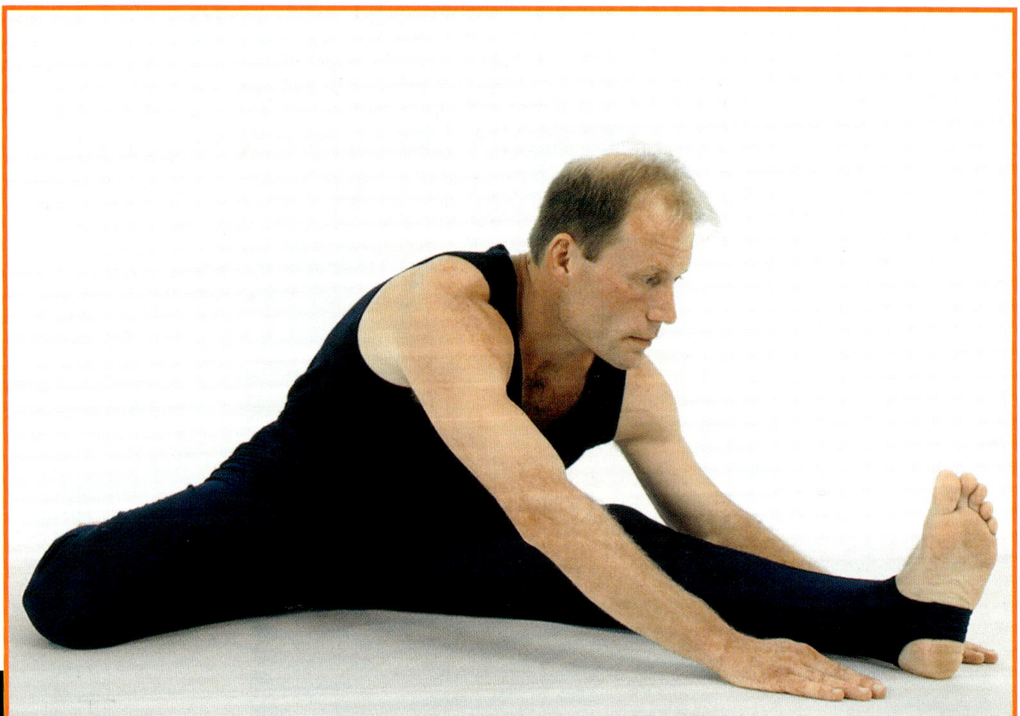

2

TRAVAIL

En soufflant, tendez les deux mains en direction du pied de la jambe tendue et maintenez la position.

Pivotez les épaules et amenez les mains entre les deux jambes en cherchant à tirer les bras loin devant vous.

Maintenez la position.

Pivotez les épaules et amenez les deux mains en direction de la jambe fléchie.

Maintenez la position.

Changez de jambe tendue et répétez l'exercice.

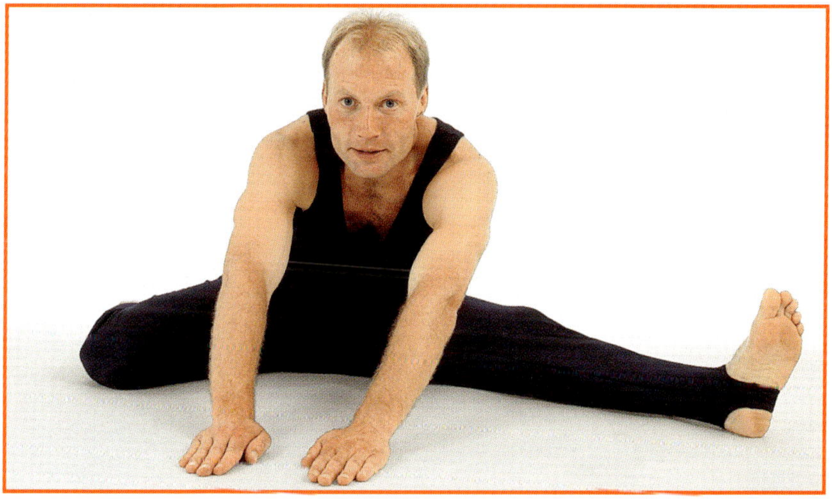

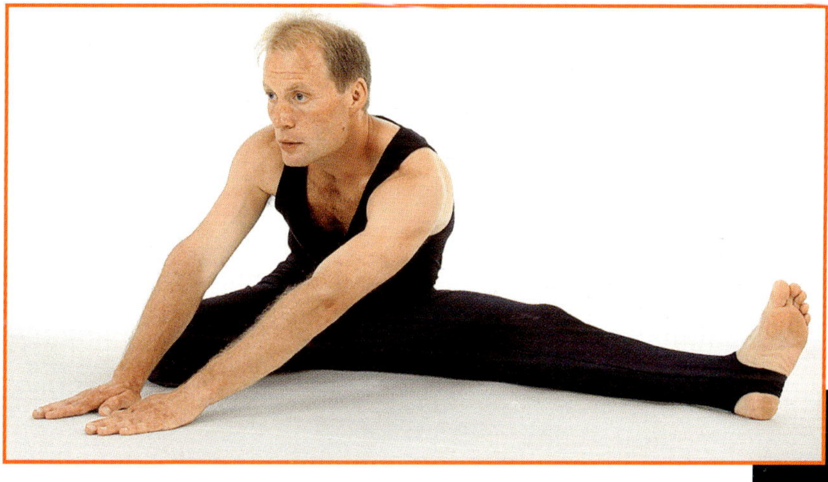

16

DIFFICILE

OBJECTIF

Étirement du dos.

DURÉE

3 minutes 20

Maintenir la position
20 secondes ; répéter 10 fois.

CONSEIL

Étirement actif (ce sont vos muscles qui provoquent l'étirement), particulièrement adapté aux personnes travaillant assises.

1

POSITION DE DÉPART

Asseyez-vous jambes tendues sur le sol, les mains posées à plat à mi-cuisses sur le sol.

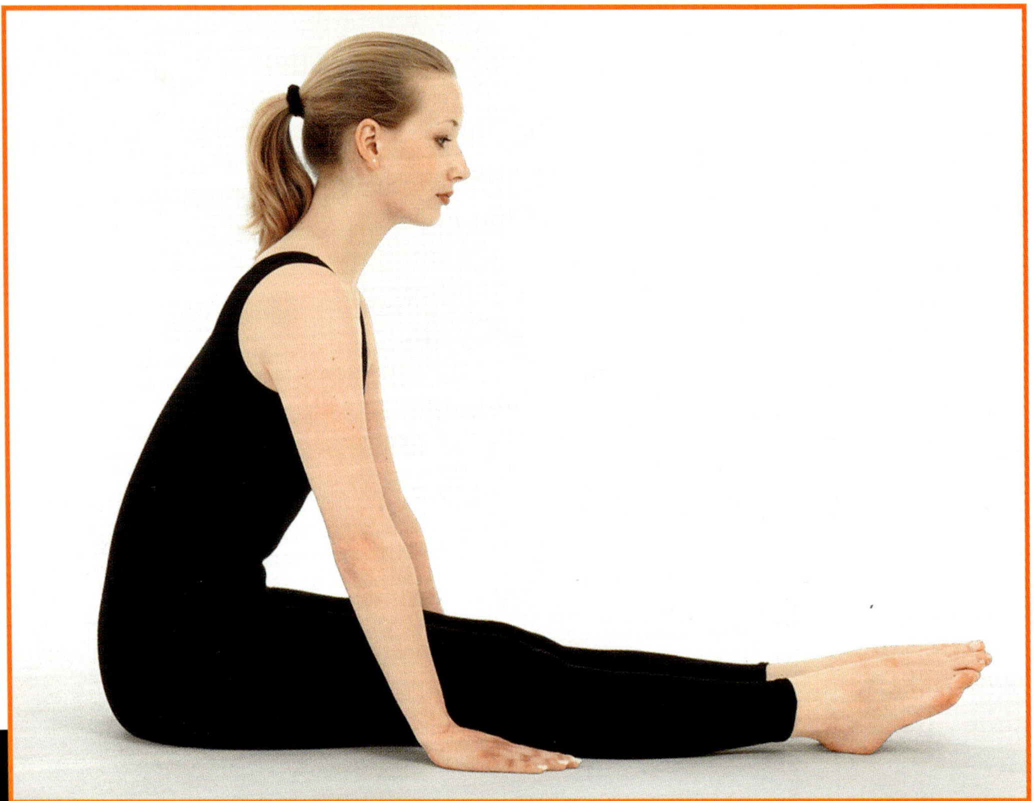

2

TRAVAIL

En soufflant, poussez fort sur vos mains et redressez le buste en poussant la poitrine en avant.

Tirez votre tête vers le haut.

ATTENTION !

- ▲ **Ne remontez pas les épaules.**
- ▲ **Ne soulevez pas les fesses.**
- ▲ **La tête ne doit pas partir en arrière ; regardez bien devant vous.**

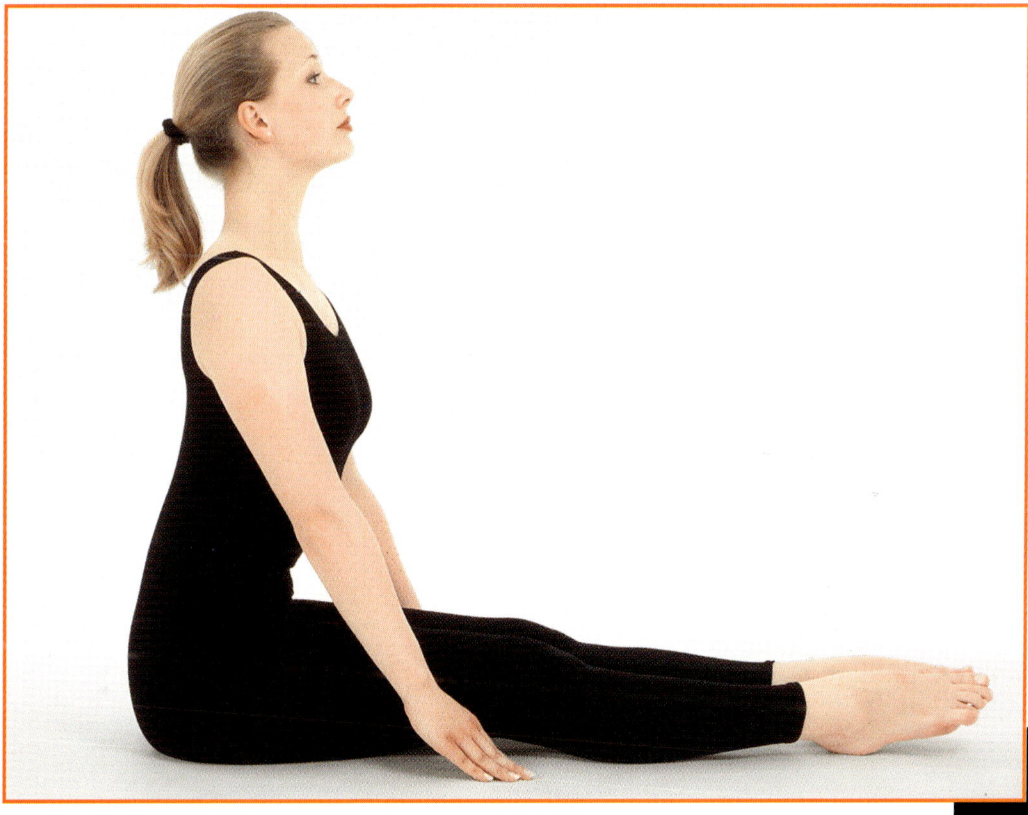

17

DIFFICILE

OBJECTIF

Assouplissement
de la région lombaire,
en rotation.

DURÉE

3 minutes 20

Maintenir la position
20 secondes ; répéter 5 fois
pour chaque jambe.

ATTENTION !

- ▲ **Ne pliez pas les bras.**
- ▲ **Gardez-les bien écartés, car la position est instable.**

1

POSITION DE DÉPART

Mettez-vous à quatre pattes, une jambe tendue en arrière.

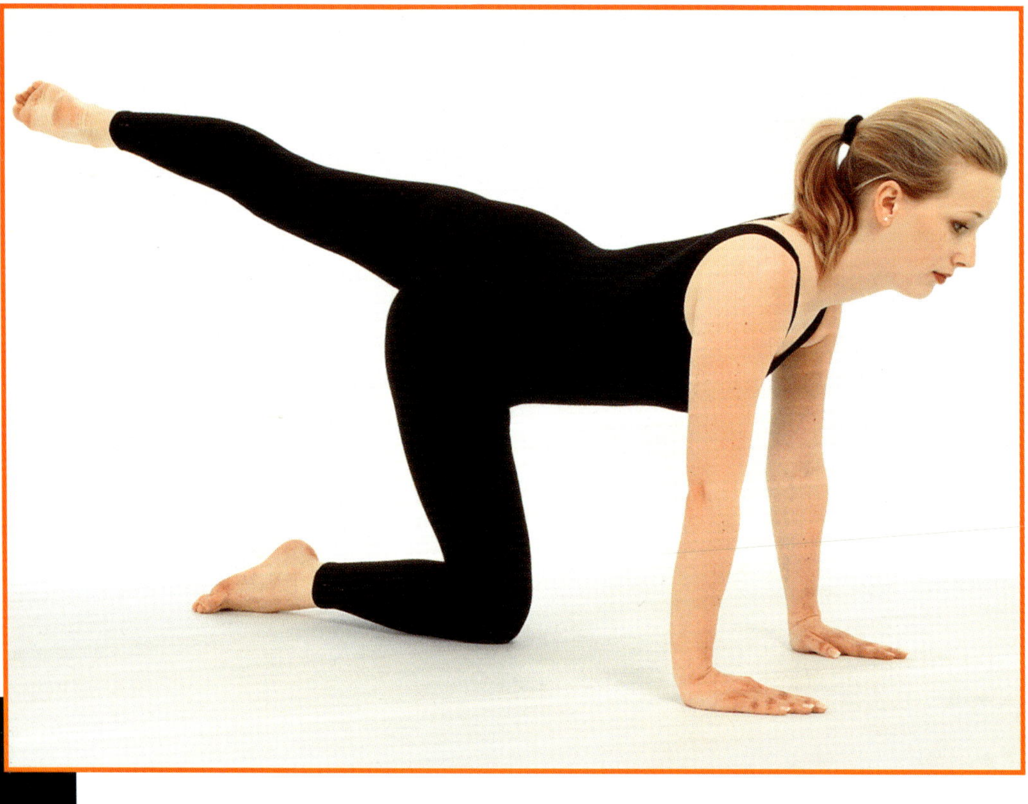

2

TRAVAIL

Tournez le bassin de façon à ce que le pied de la jambe tendue ne soit plus face au sol, mais sur le côté.

Les épaules et le haut du corps ne doivent pas suivre la rotation.

Changez de jambe d'appui.

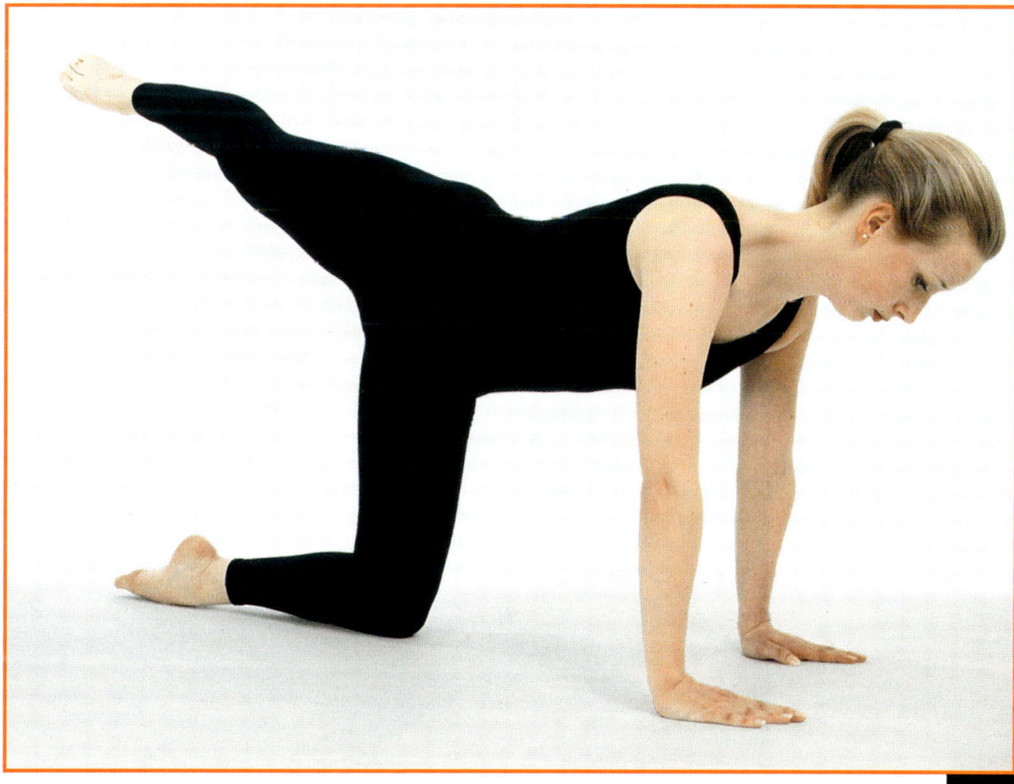

18

DIFFICILE

OBJECTIF

Assouplissement de la région lombaire, en rotation.

DURÉE

3 minutes 20

Maintenir la position 5 secondes ; répéter 5 fois pour chaque jambe.

CONSEIL

Ne pas exécuter cet exercice en cas de hernie discale ou de sciatique.

1

POSITION DE DÉPART

Allongez-vous sur le dos, les mains croisées derrière la tête, une jambe fléchie sur le sol.

2

TRAVAIL

En soufflant, amenez la jambe fléchie par-dessus la jambe tendue, en pivotant le bassin, et posez le genou sur le sol.

Maintenez la position, puis changez de jambe.

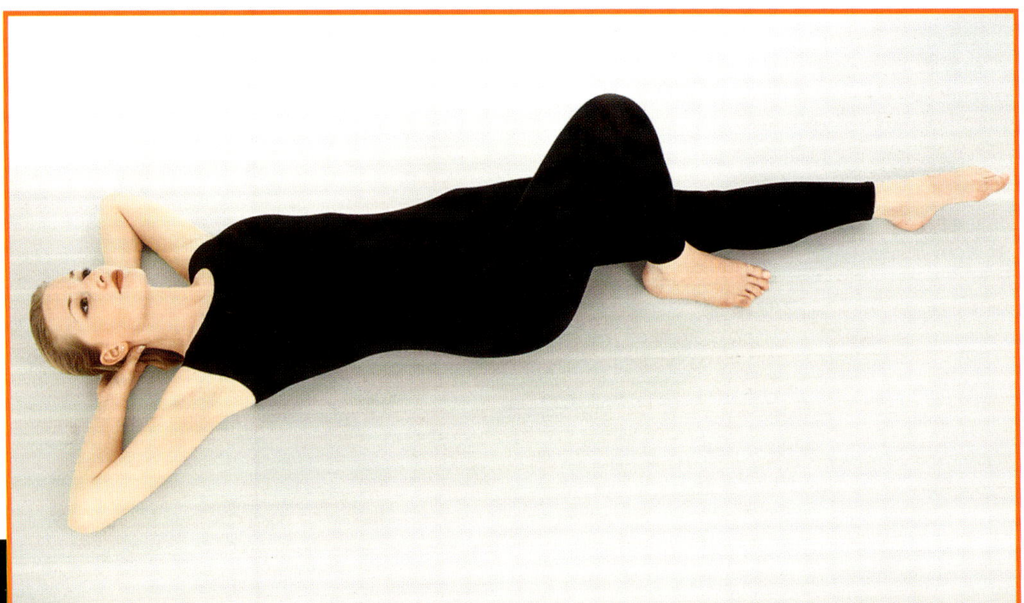

ATTENTION !

- ▲ Ne décollez pas les épaules du sol.
- ▲ Si votre genou ne touche pas le sol, ne forcez pas et maintenez simplement la position que vous pouvez atteindre.
- ▲ Ne creusez pas le bas du dos.

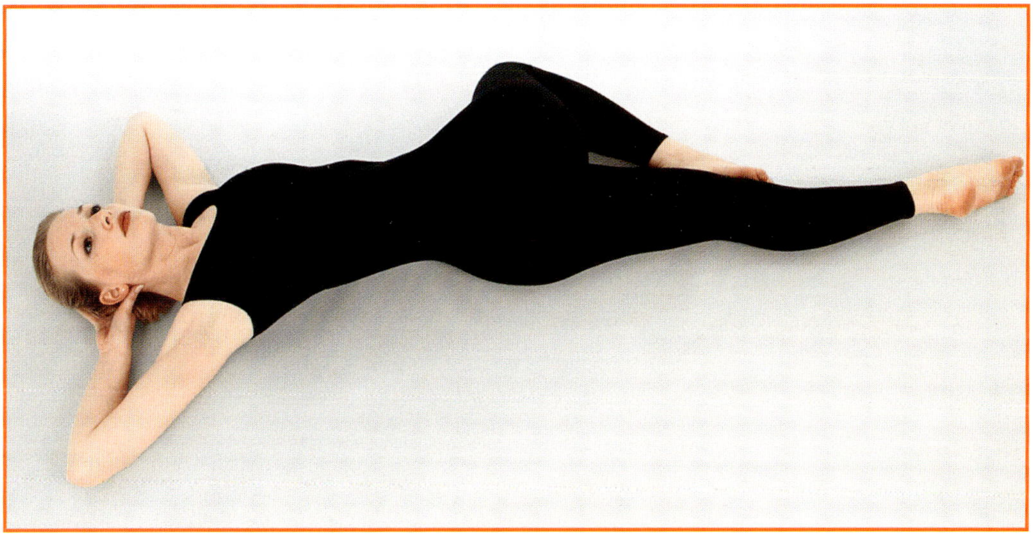

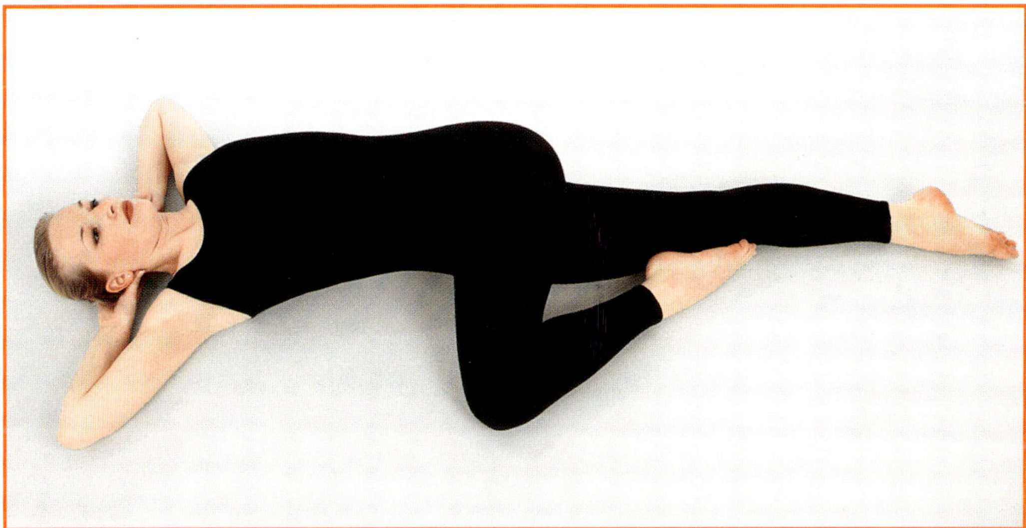

RENFORCEMENT MUSCULAIRE

19

FACILE

OBJECTIF

Renforcement des muscles du dos.

DURÉE

3 minutes 20

Maintenir la position 10 secondes ; répéter 10 fois pour chaque jambe.

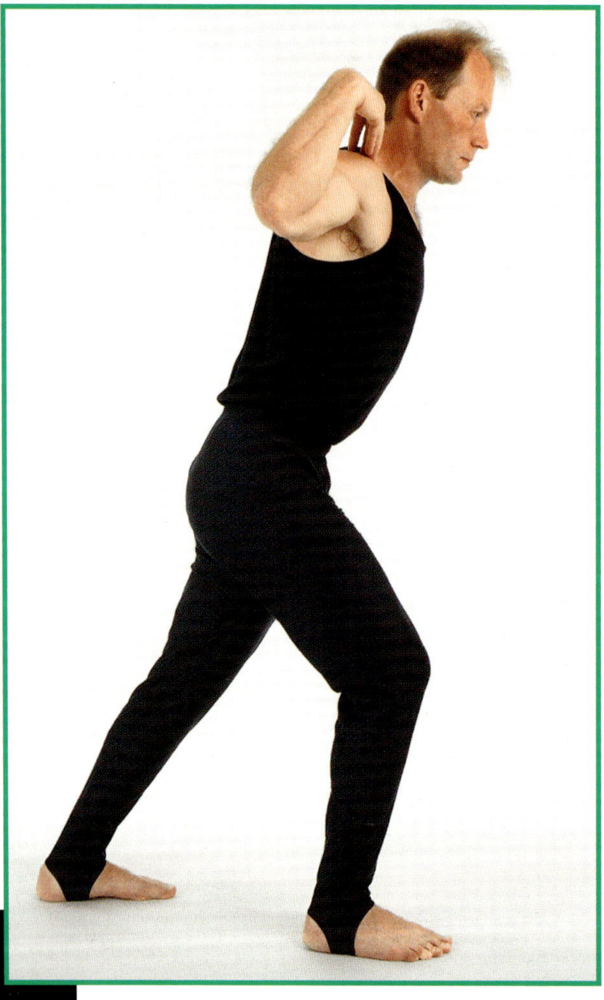

1

POSITION DE DÉPART

Placez-vous debout, une jambe en avant fléchie à 45°, les mains aux épaules.

ATTENTION !

▲ **Ne faites pas le dos rond.**

▲ **Tirez les coudes en arrière.**

▲ **Gardez la jambe arrière bien tendue.**

2

TRAVAIL

En soufflant, penchez le buste en avant dans le prolongement de la jambe arrière tendue.

Maintenez la position, puis changez de jambe.

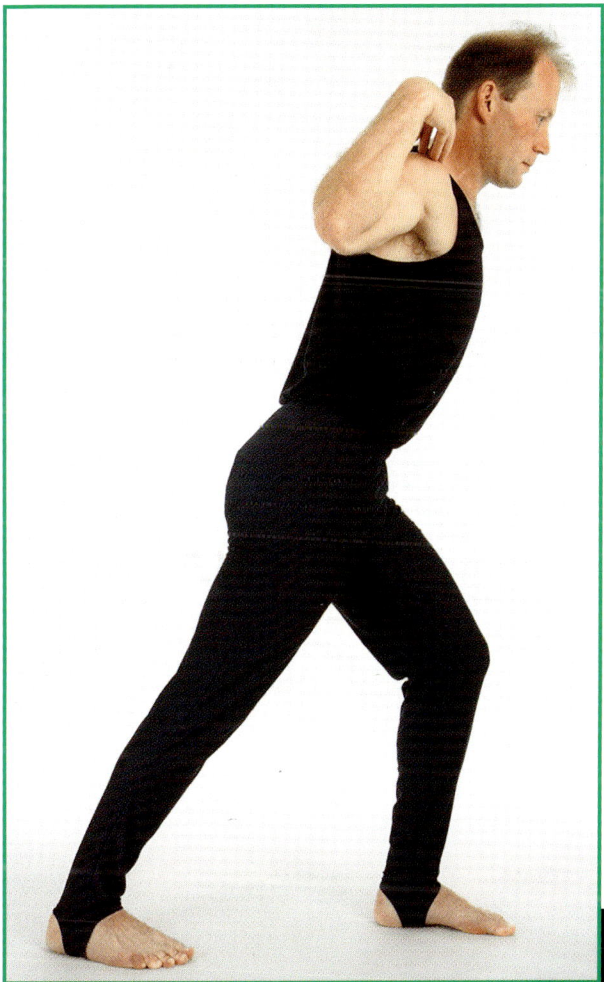

20

FACILE

OBJECTIF

Renforcement des muscles du dos.

DURÉE

3 minutes 20

Maintenir la position 10 secondes ; répéter 10 fois sur chaque jambe.

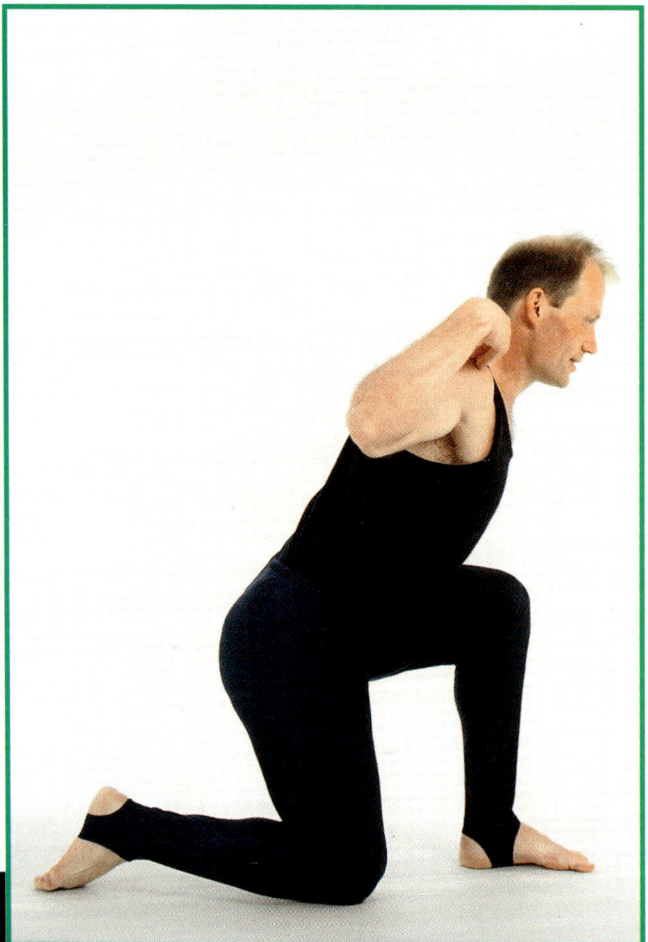

1

POSITION DE DÉPART

Mettez un genou sur le sol, l'autre pied posé à plat sur le sol, les mains aux épaules.

Le tronc est incliné à 45°, le dos plat.

ATTENTION !

- ▲ Ne faites pas le dos rond.
- ▲ Ne baissez pas trop les fesses vers les talons.
- ▲ Écartez les pieds pour être stable.
- ▲ Regardez devant vous.

2

TRAVAIL

En soufflant, tendez les bras en l'air dans le prolongement du buste.

Maintenez la position, puis changez de jambe d'appui.

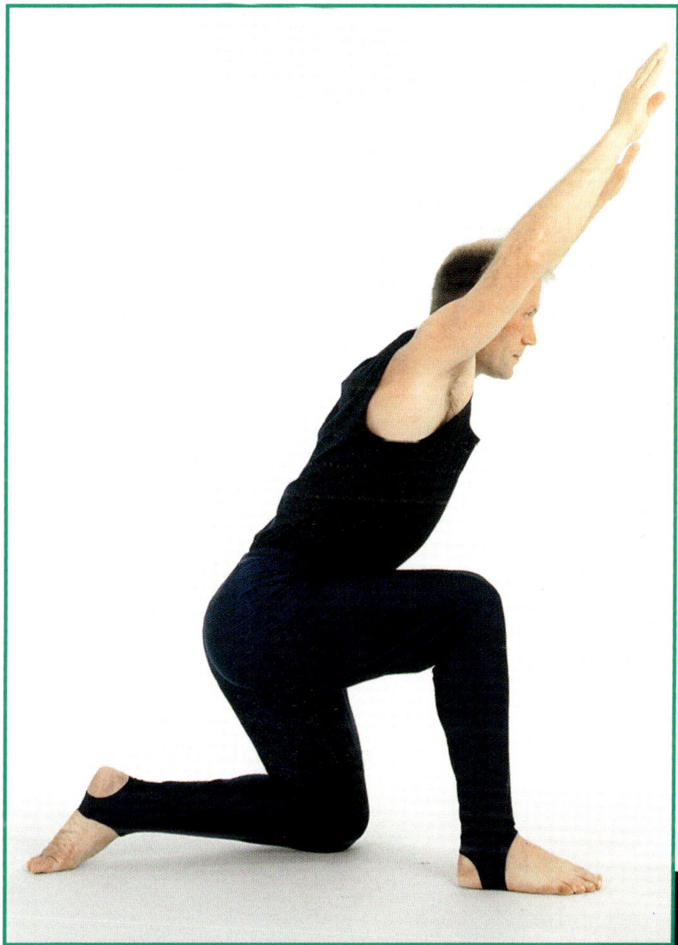

21

FACILE

OBJECTIF

Renforcement des muscles de la région lombaire.

DURÉE

3 minutes 20

Maintenir la position 10 secondes ; répéter 10 fois pour chaque jambe.

CONSEIL

Pour mieux prendre conscience de la bonne position du dos (ni creux, ni rond), faire cet exercice devant un miroir.

1

POSITION DE DÉPART

Mettez-vous à quatre pattes, les coudes sur le sol.

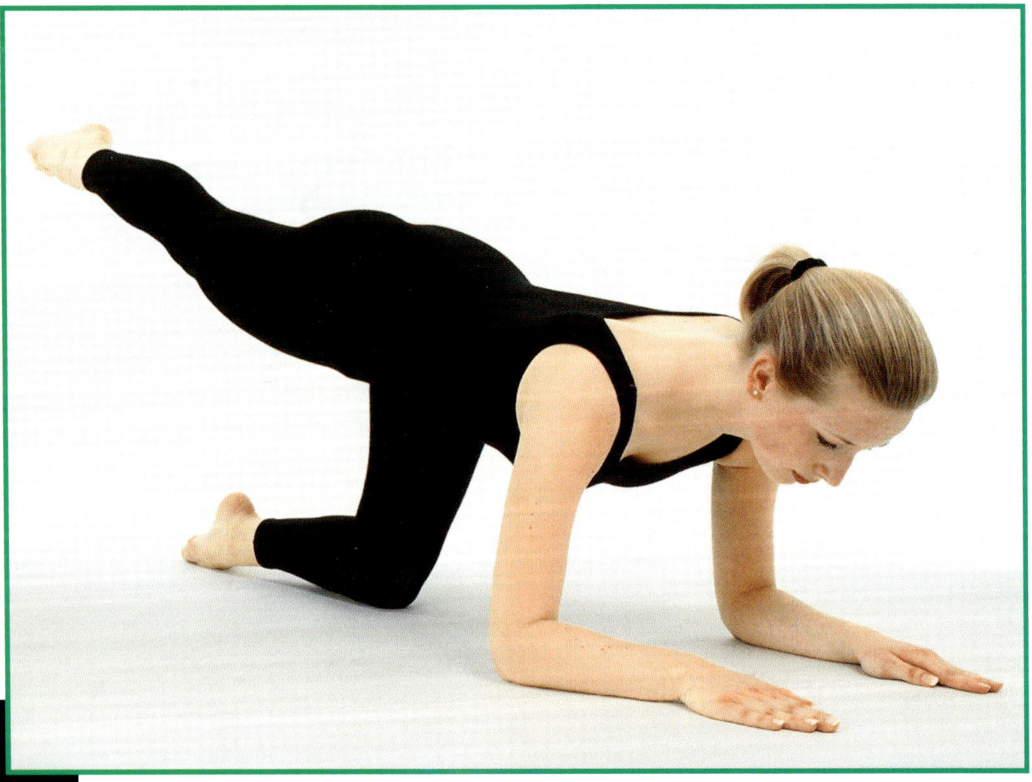

2

TRAVAIL

En soufflant, tendez une jambe en arrière dans le prolongement du buste.

Maintenez la position, puis changez de jambe.

ATTENTION !

▲ **Écartez bien les coudes pour être stable.**

▲ **Le dos ne doit être ni rond, ni creux.**

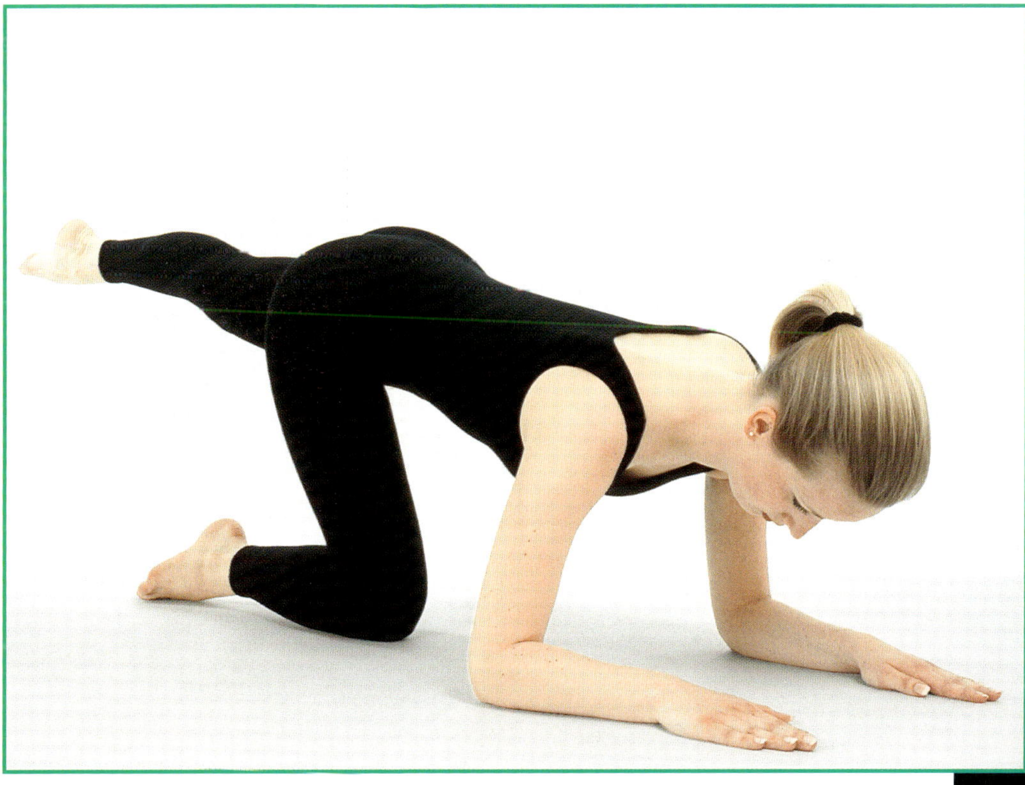

OBJECTIF

Renforcement des muscles de la région lombaire.

DURÉE

3 minutes

Maintenir la position 10 secondes ; répéter 10 fois sur chaque jambe.

CONSEIL

Exercice provoquant une courbe au niveau de la taille, effectué par les muscles profonds de la région lombaire.

ATTENTION !

- ▲ **Les épaules doivent rester horizontales.**
- ▲ **Le corps ne doit pas s'incliner sur le côté ou vers l'arrière.**

1

POSITION DE DÉPART

Mettez-vous debout, les bras le long du corps.

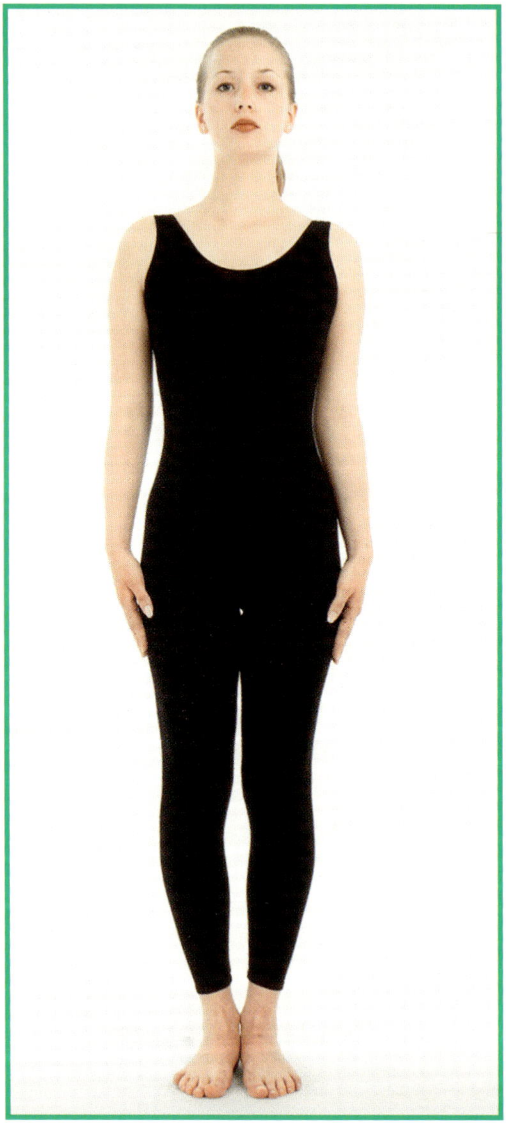

2

TRAVAIL

En soufflant, soulevez un pied en gardant la jambe tendue.

Maintenez la position, puis changez de jambe.

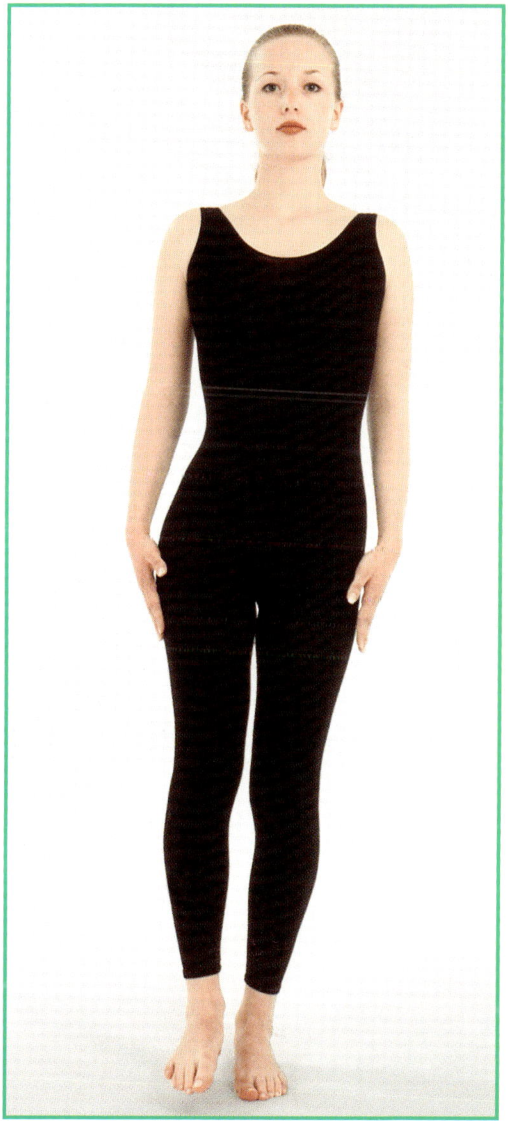

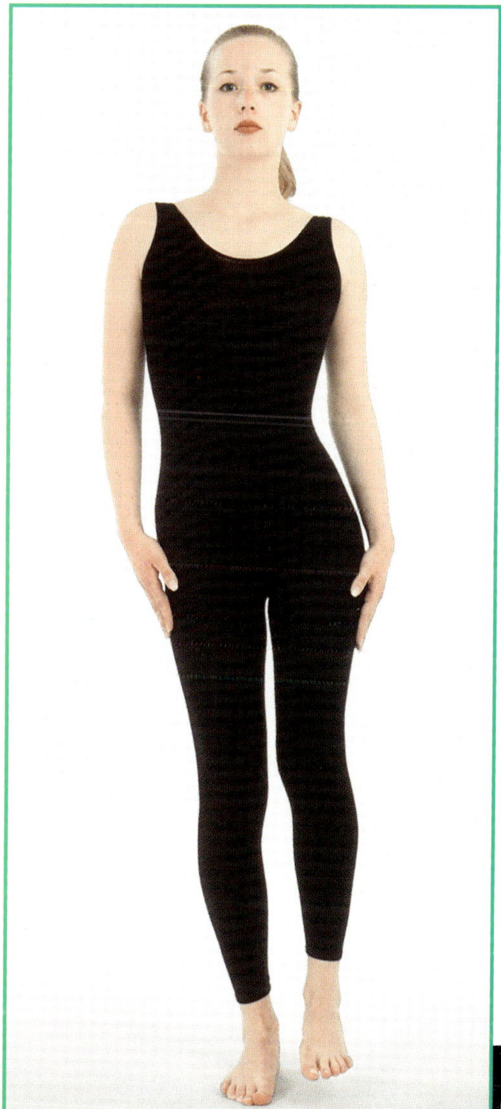

23

FACILE

OBJECTIF

Renforcement des muscles du dos.

DURÉE

3 minutes 20

Maintenir la position
10 secondes ; répéter 20 fois.

CONSEIL

Exercice réalisable partout, à n'importe quel moment. Plus les pieds sont éloignés du mur, plus l'exercice est difficile.

1

POSITION DE DÉPART

Posez l'arrière de la tête contre un mur.

Placez les pieds à 40 centimètres de ce mur.

2

TRAVAIL

En soufflant, gardez le corps bien aligné de la tête aux pieds.

Rentrez le ventre et serrez les fesses.

ATTENTION !

- ▲ **Ne creusez pas le dos.**
- ▲ **Ne pliez pas les jambes.**
- ▲ **Décollez les épaules du mur.**

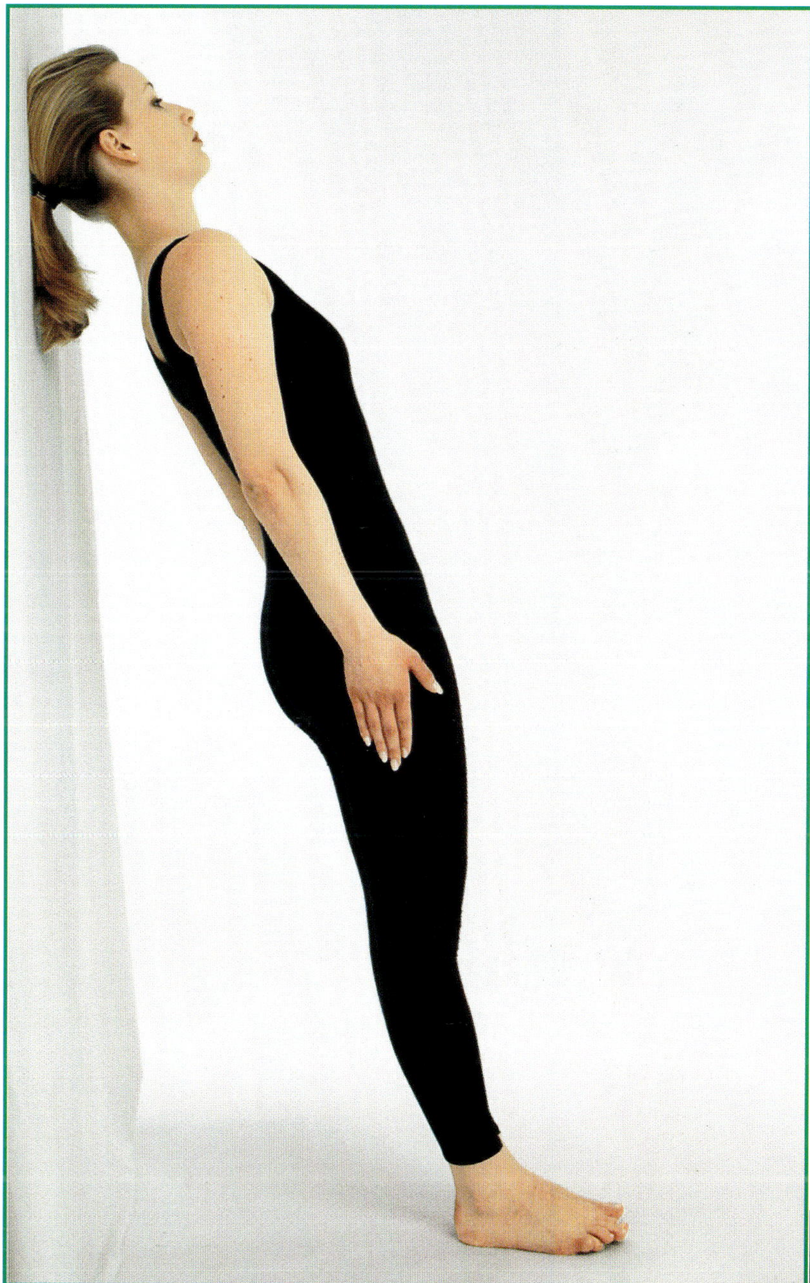

24

FACILE

OBJECTIF

Renforcement des muscles de l'ensemble du dos et des épaules.

DURÉE

3 minutes 20

Maintenir la position 20 secondes ; répéter 5 fois sur chaque jambe.

1

POSITION DE DÉPART

Tenez-vous debout, une jambe devant l'autre, les mains jointes dans le dos.

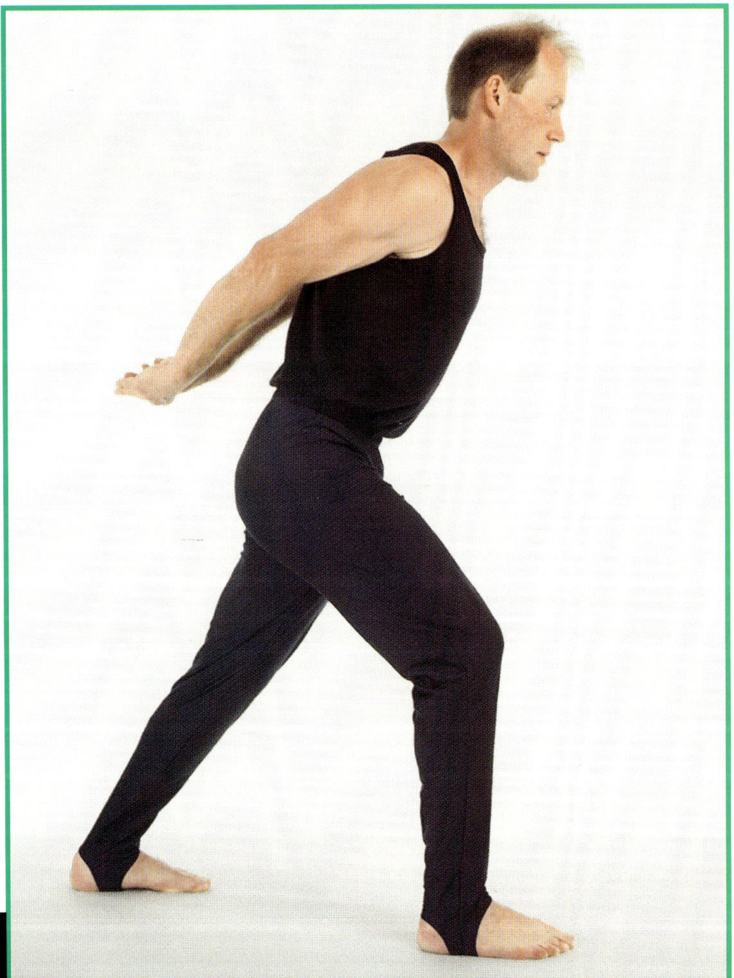

2

TRAVAIL

En soufflant, inclinez le buste en avant dans le prolongement de la jambe arrière tendue.

Tirez bien les bras en arrière et poussez le buste en avant.

Maintenez la position, puis changez de jambe.

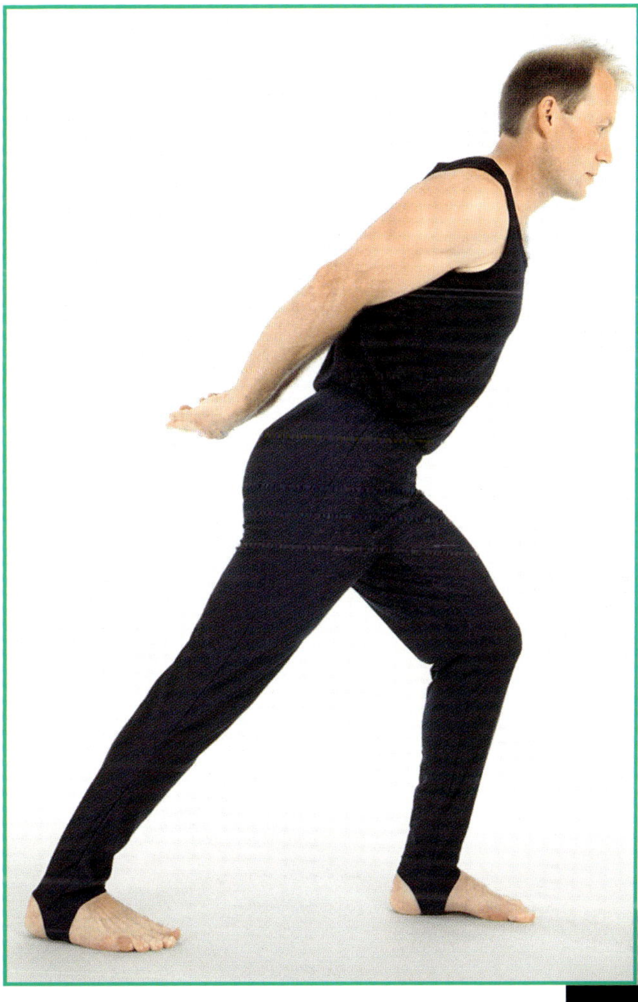

ATTENTION !

- ▲ **N'arrondissez pas le dos.**
- ▲ **Écartez les jambes latéralement pour être plus stable.**

25

FACILE

OBJECTIF

Renforcement des muscles du dos.

DURÉE

3 minutes 20

Maintenir la position 20 secondes et relâcher ; répéter 5 fois de chaque côté.

CONSEIL

Exercice provoquant un étirement de la colonne vertébrale, recommandé le matin en se levant, ou après être resté assis longtemps.

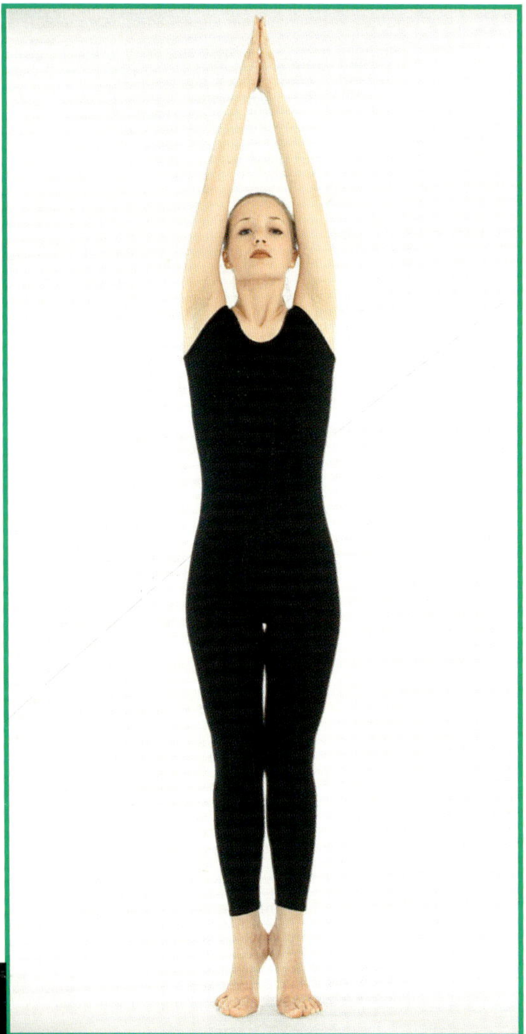

1

POSITION DE DÉPART

Tenez vous debout sur la pointe des pieds, les bras tendus au-dessus de la tête.

ATTENTION !

- ▲ **La position étant instable, cherchez votre équilibre avant de vous étirer.**
- ▲ **La tête doit suivre l'inclinaison des bras.**

2

TRAVAIL

En soufflant, tirez les deux mains vers le haut et le côté, en cherchant à vous grandir au maximum.

Maintenez la position et changez de côté.

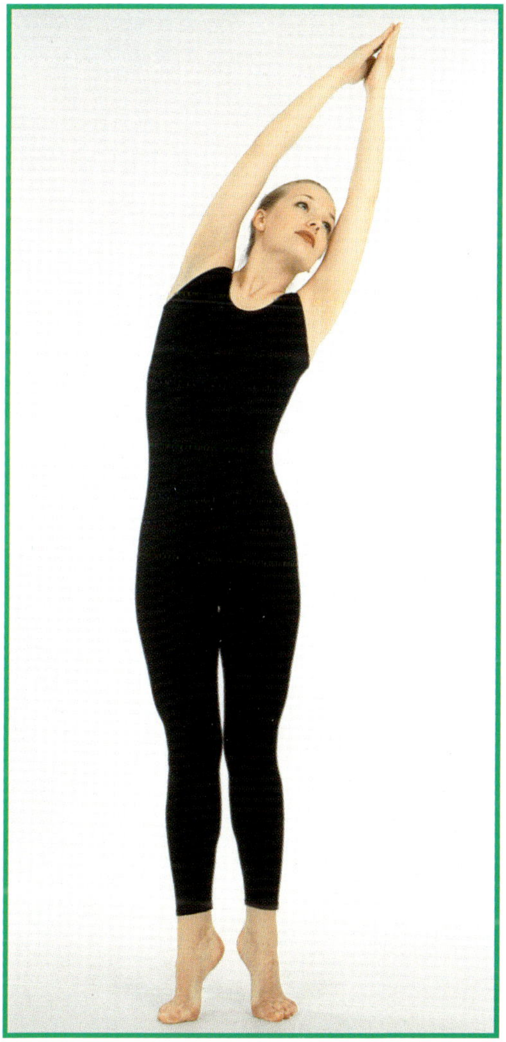

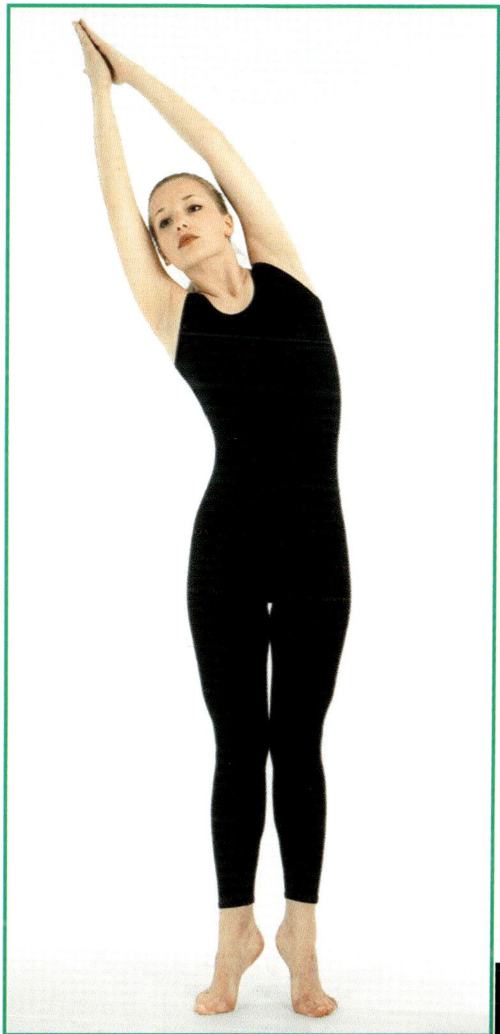

26

FACILE

OBJECTIF

Renforcement des muscles du dos.

DURÉE

3 minutes 20

Maintenir la position 20 secondes et relâcher ; répéter 10 fois.

1

POSITION DE DÉPART

Mettez-vous debout ; placez un livre sur votre tête et regardez droit devant vous.

2

TRAVAIL

En soufflant, montez sur la pointe des pieds et grandissez-vous au maximum en tirant le sommet du crâne vers le haut.

Maintenez la position.

ATTENTION !

▲ **Ne creusez pas le dos.**

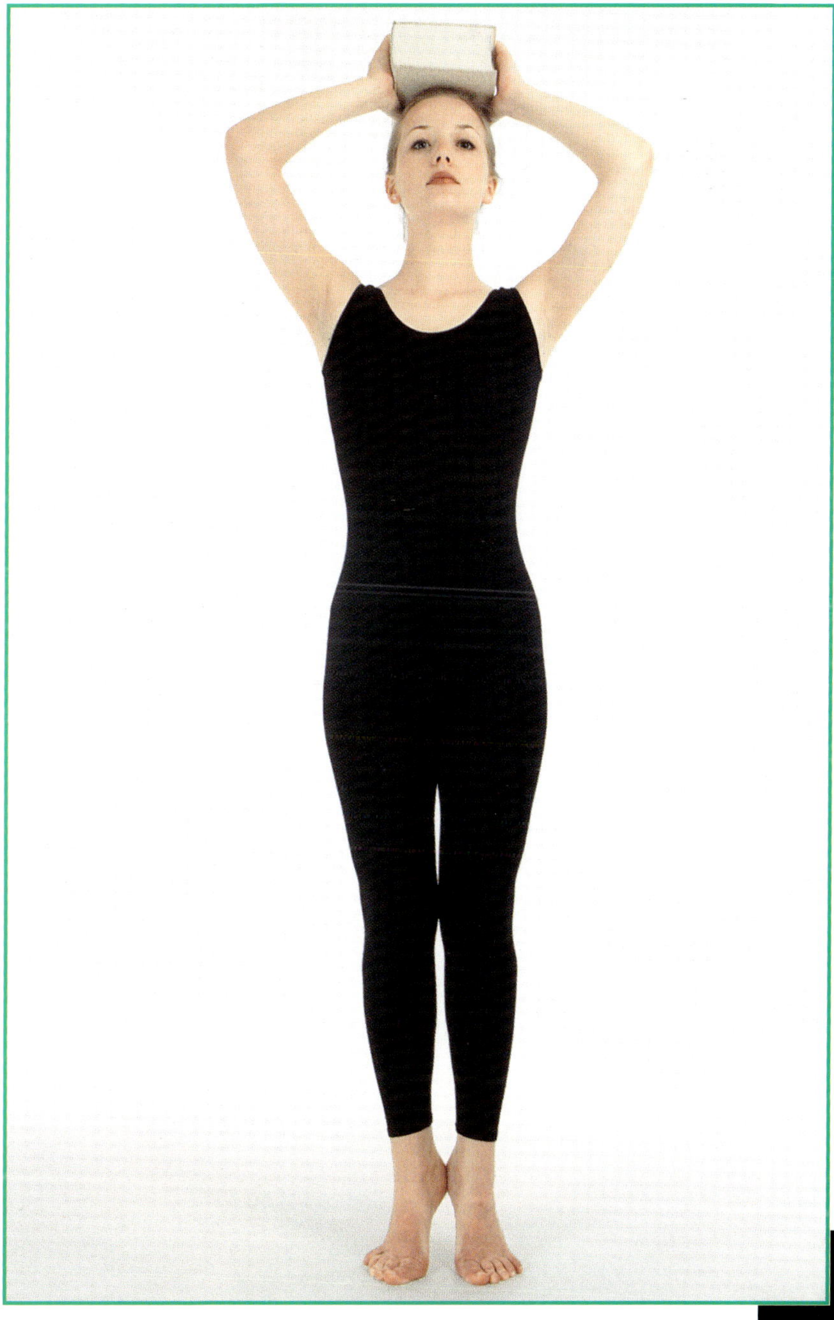

27

FACILE

OBJECTIF

Renforcement des muscles du cou et du dos.

DURÉE

3 minutes 20

Maintenir chaque contraction
20 secondes ;
répéter 10 fois.

CONSEIL

Renforcement musculaire statique, s'exécutant sans aucun mouvement de la tête.

1

POSITION DE DÉPART

Mettez-vous debout ou assis, avec une main sur la tempe.

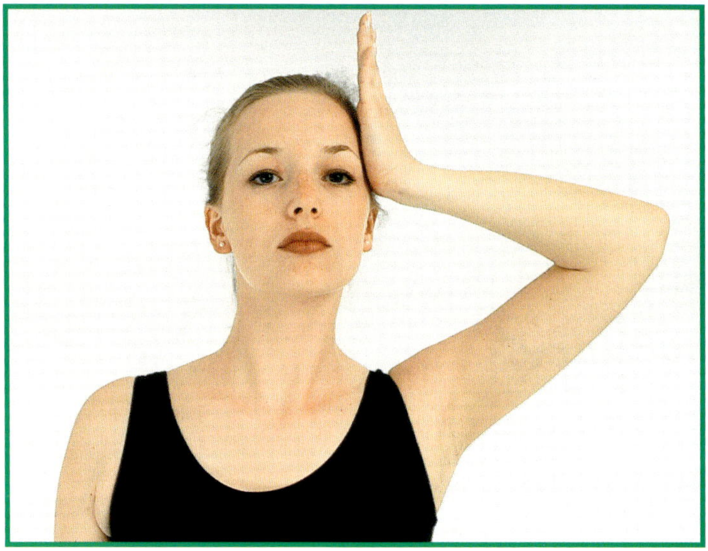

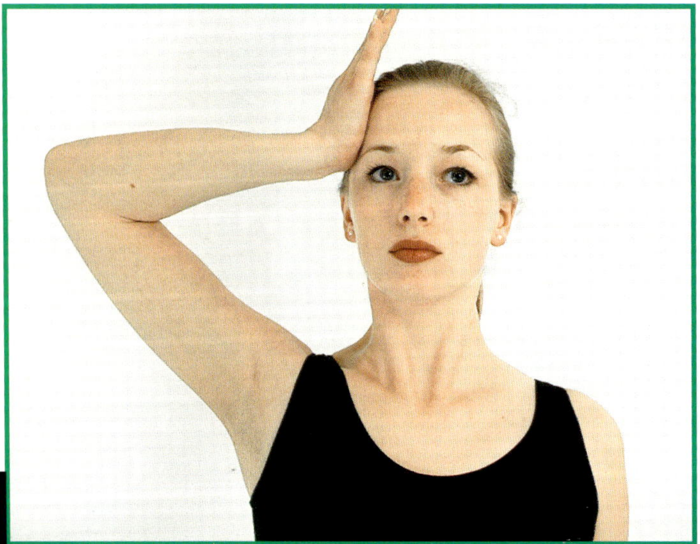

ATTENTION !

▲ **Pour chaque exercice, gardez la tête bien droite et regardez devant vous.**

▲ **Opposez une résistance progressive et sans à-coups.**

2

TRAVAIL

• En soufflant, poussez votre tempe contre votre main, qui oppose une résistance. Maintenez la contraction, puis relâchez.

• Changez de main et appuyez sur l'autre tempe.

• Mettez vos deux mains en arrière de la tête et poussez la tête en arrière contre vos mains, qui opposent une résistance.

• Mettez vos deux mains sur le front et poussez la tête en avant contre vos mains, qui opposent une résistance.

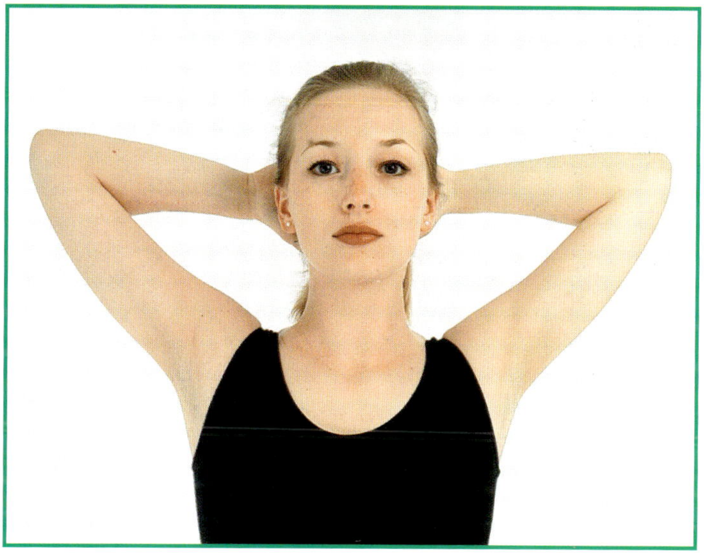

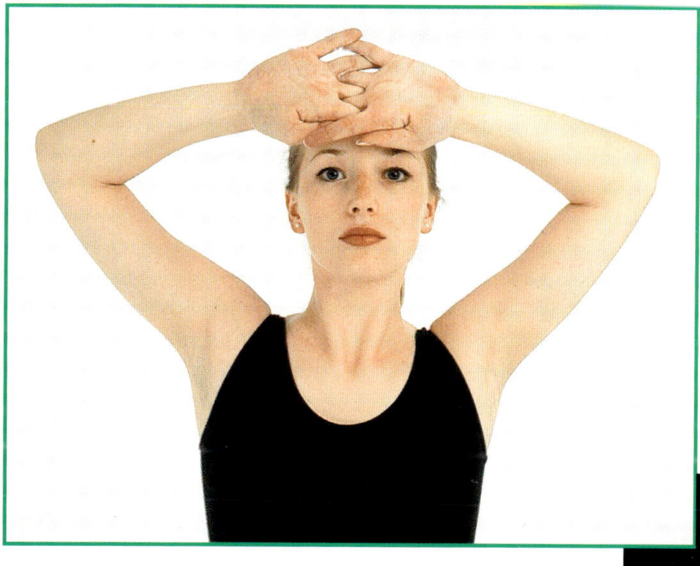

28

MOYEN

OBJECTIF

Renforcement des muscles du dos et des épaules.

DURÉE

3 minutes 20

Maintenir la position 10 secondes ; répéter 20 fois.

1

POSITION DE DÉPART

Mettez-vous à genoux sur le sol, les mains tendues dans le dos.

2

TRAVAIL

En soufflant, inclinez le buste à 45°.

Tirez les bras bien tendus en arrière.

Maintenez la position.

ATTENTION !

- ▲ **Le dos doit être parfaitement plat.**
- ▲ **Les omoplates sont serrées l'une contre l'autre.**

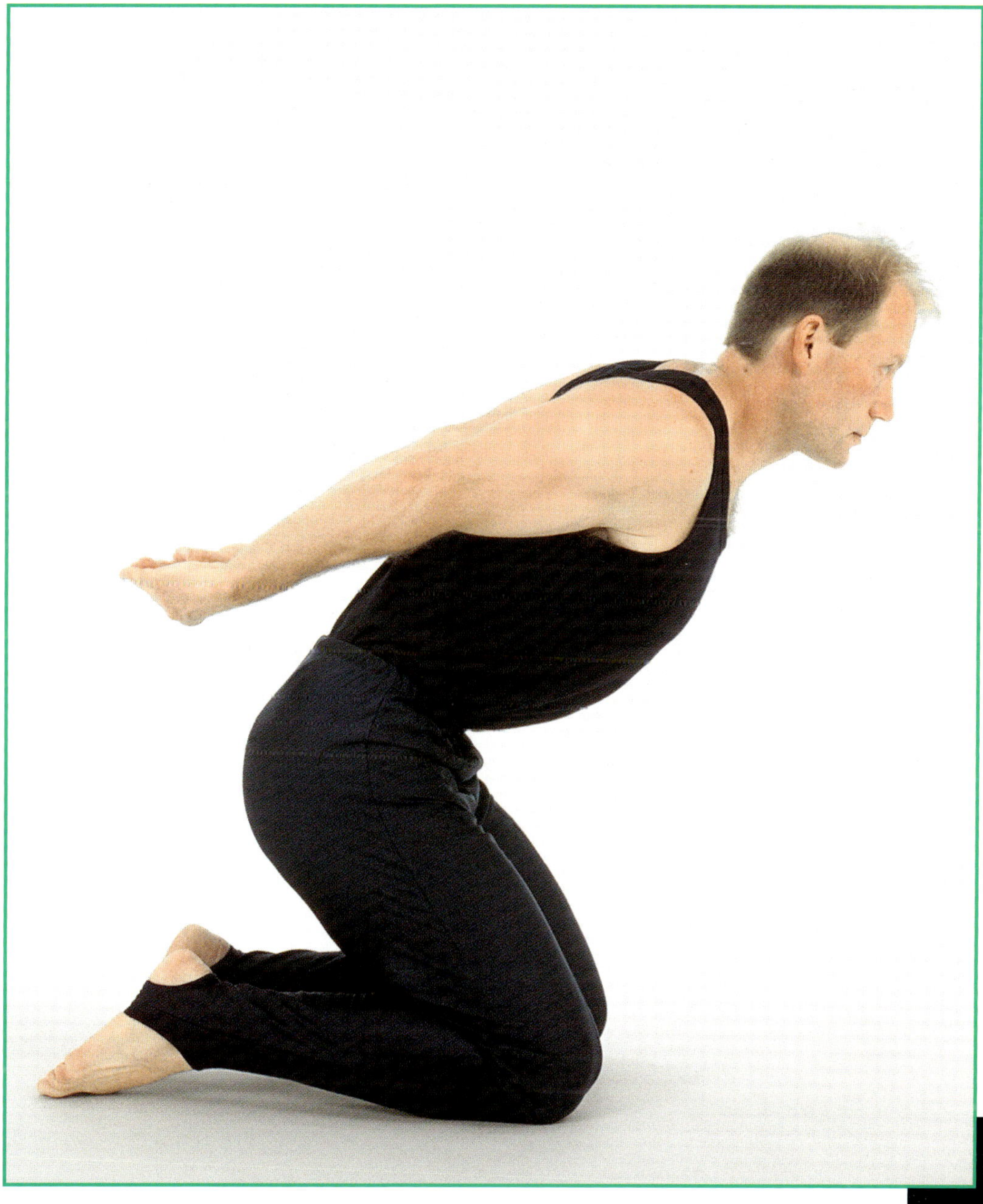

29

MOYEN

OBJECTIF

Renforcement des muscles du dos.

DURÉE

3 minutes 20

Répéter l'exercice 20 fois.

CONSEIL

Vous pouvez augmenter la difficulté de l'exercice en plaçant un poids sur la nuque.

1

POSITION DE DÉPART

Allongez-vous à plat ventre, les mains croisées sous le front.

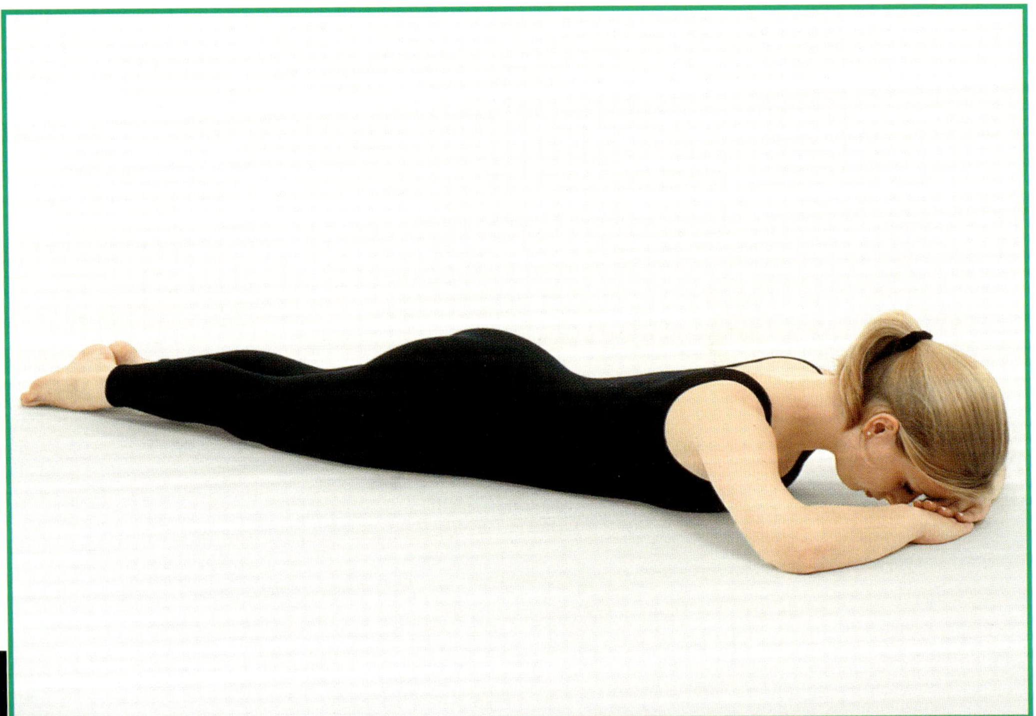

2

TRAVAIL

En soufflant, soulevez la tête et les bras.
Maintenez la position 10 secondes.

ATTENTION !

▲ Ne creusez pas exagérément le bas du dos.

▲ Ne soulevez pas les pieds du sol.

▲ Regardez le sol.

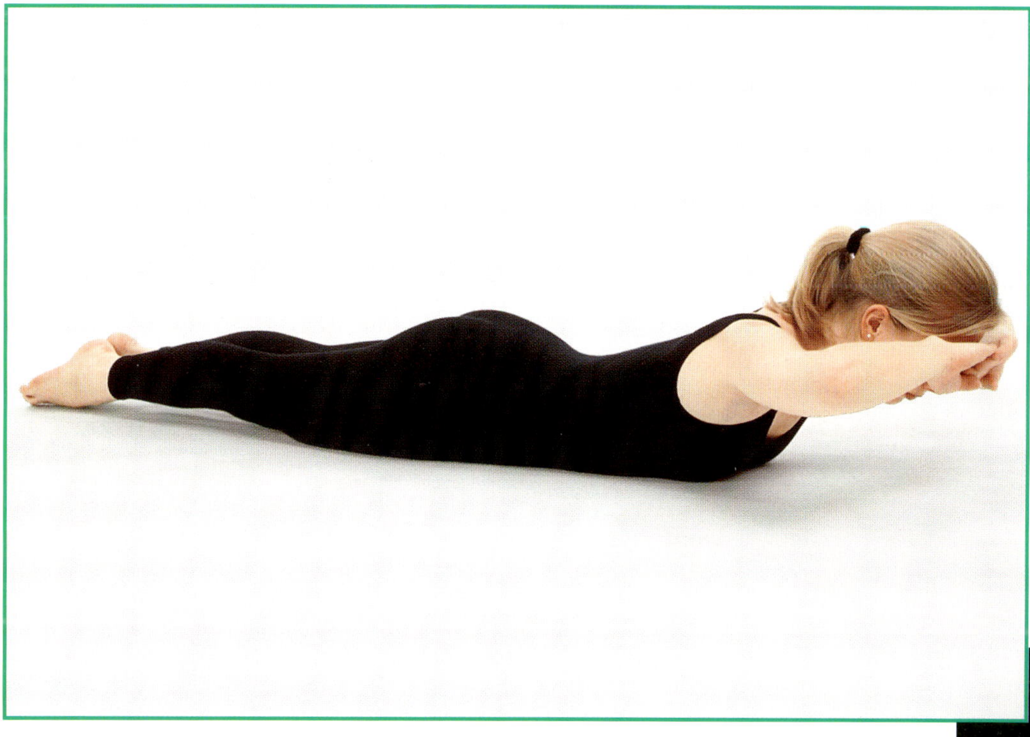

30

MOYEN

OBJECTIF

Renforcement des muscles latéraux du dos.

DURÉE

3 minutes 20

Maintenir la position
10 secondes et changer de côté ;
répéter 10 fois.

ATTENTION !

- ▲ **La position doit être stable.**
- ▲ **Le bassin ne doit partir ni vers l'avant, ni vers l'arrière.**
- ▲ **La jambe et le bras sont parallèles.**

1

POSITION DE DÉPART

Allongez-vous sur le côté, le bras du côté du sol tendu en avant.

2

TRAVAIL

En soufflant, soulevez la tête, la jambe et le bras du côté opposé au sol.

Maintenez la position 10 secondes.

Répétez 10 fois, puis changez de côté.

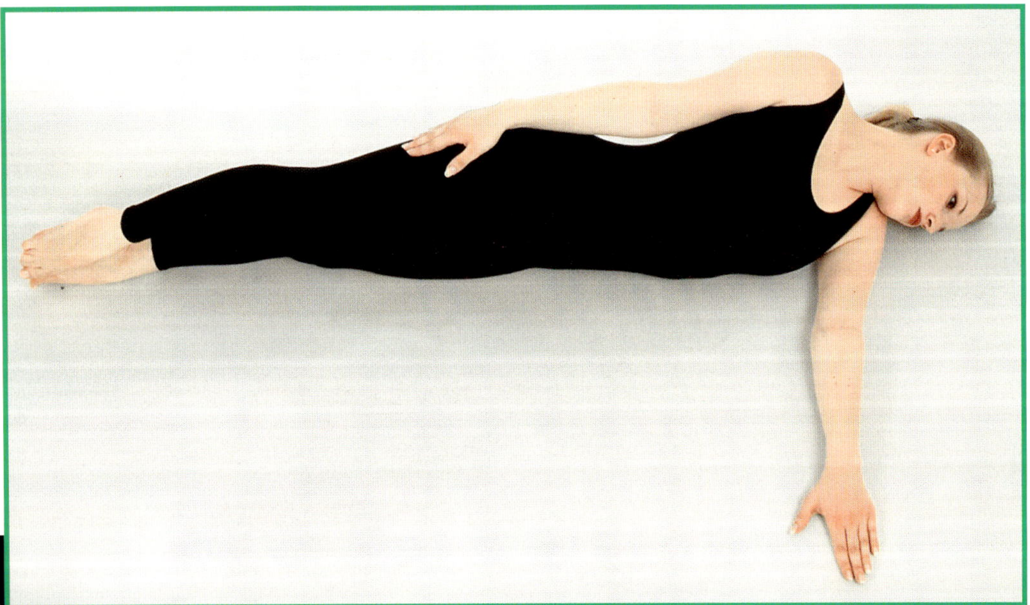

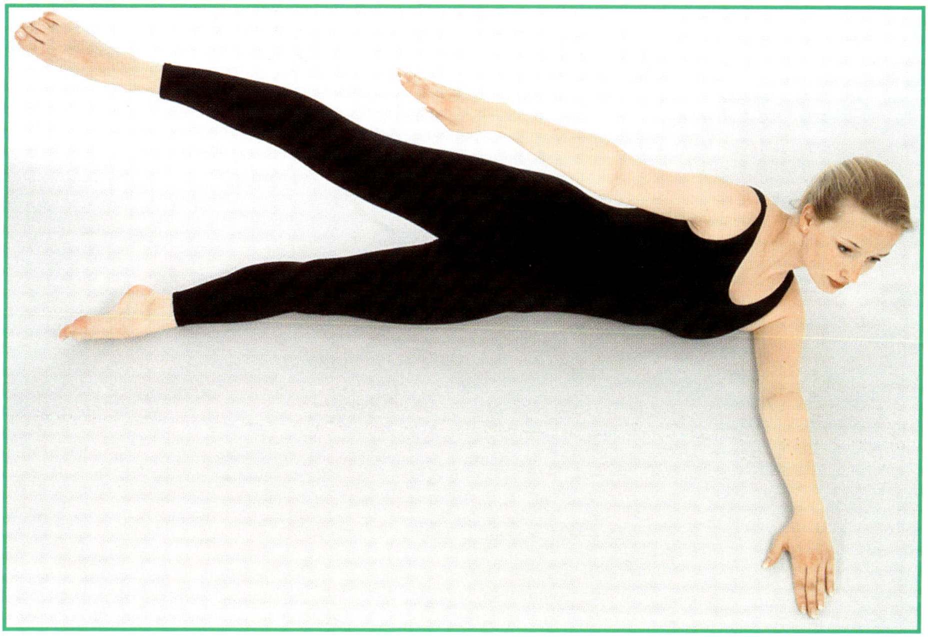

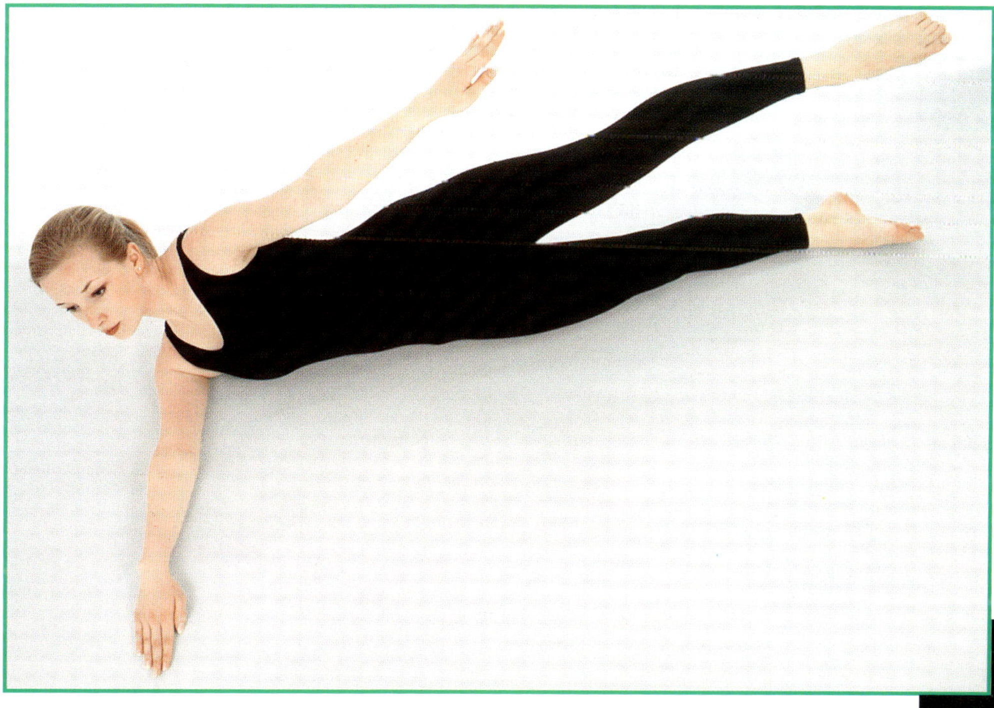

OBJECTIF

Renforcement des muscles du dos.

DURÉE

3 minutes 20

Maintenir la position 20 secondes ; répéter 5 fois sur chaque jambe.

CONSEIL

Exercice difficile si le buste est penché trop en avant.

ATTENTION !

- ▲ **Ne faites pas le dos rond.**
- ▲ **Ne fléchissez pas la jambe avant.**
- ▲ **Écartez les jambes latéralement pour être plus stable.**

1

POSITION DE DÉPART

Mettez-vous debout, une jambe tendue en avant et une jambe fléchie en arrière.

Joignez les mains dans le dos.

2

TRAVAIL

En soufflant, penchez-vous en avant en tirant les bras vers l'arrière.

Regardez devant vous et poussez le buste en avant.

Maintenez la position, puis changez de jambe avant.

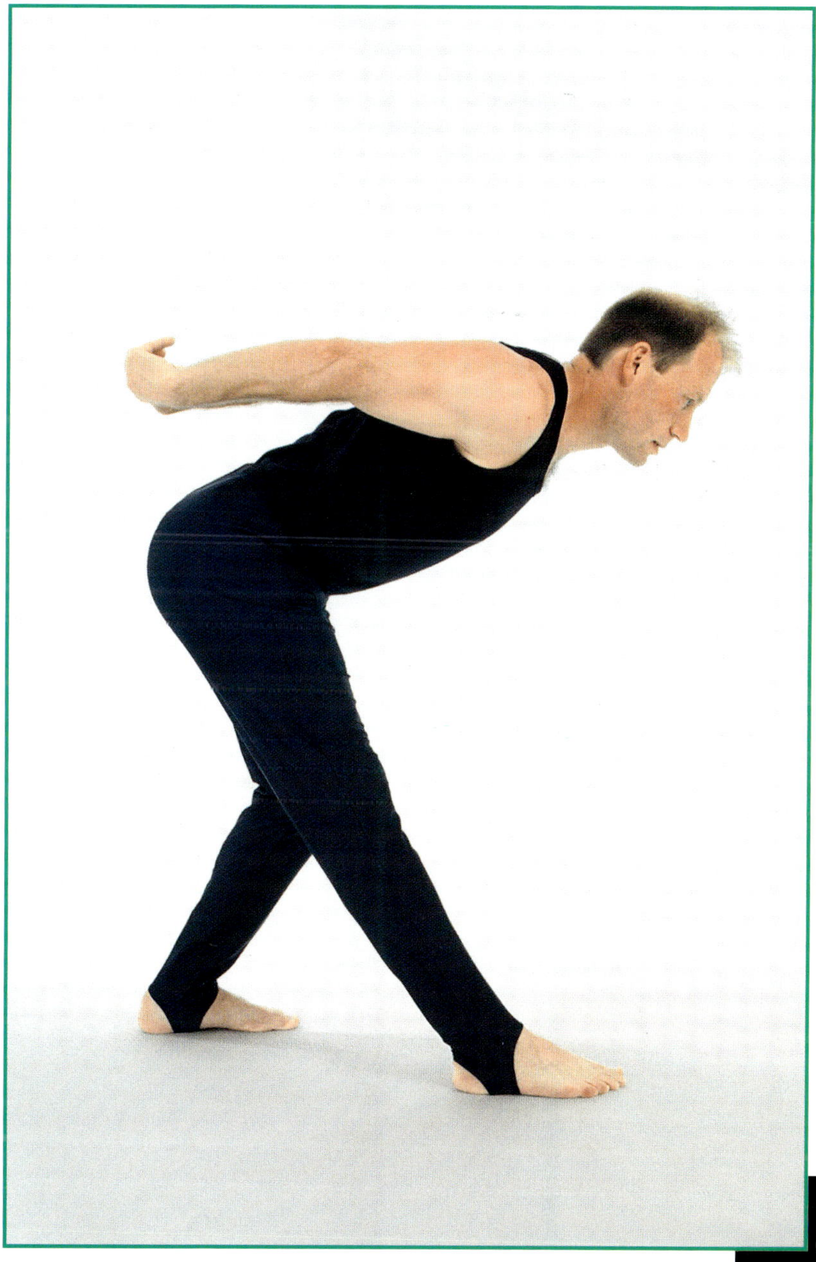

32

MOYEN

OBJECTIF

Renforcement des muscles du dos.

DURÉE

3 minutes 20

Maintenir la position 20 secondes ; répéter 10 fois.

1

POSITION DE DÉPART

Allongez-vous à plat ventre sur le sol, les bras légèrement écartés le long du corps.

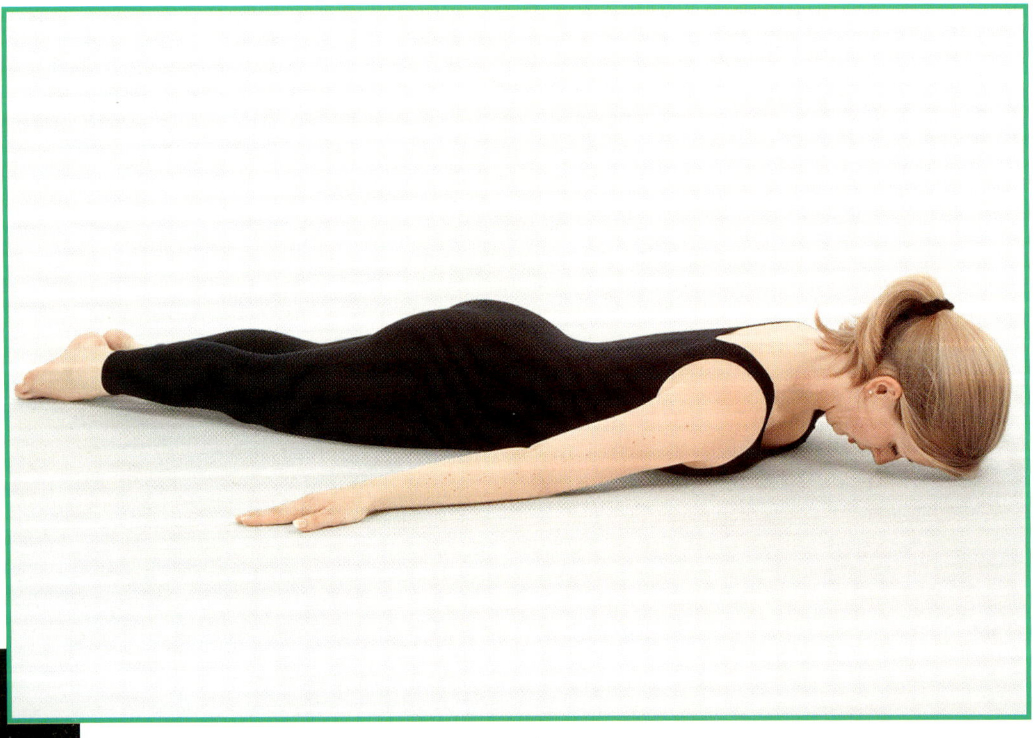

2

TRAVAIL

En soufflant, soulevez les bras et la tête et maintenez la position.

Regardez le sol.

Serrez les fesses.

ATTENTION !

- ▲ **Ne creusez pas le bas du dos en voulant monter trop haut.**
- ▲ **Ne soulevez pas les jambes.**

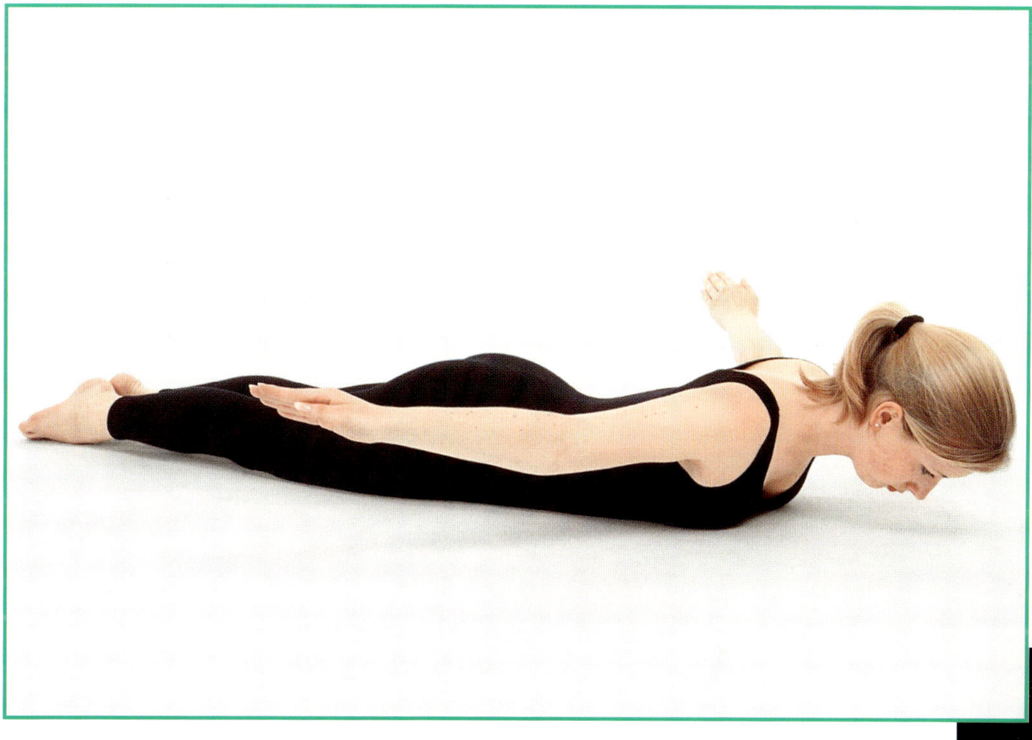

OBJECTIF

Renforcement des muscles du dos.

DURÉE

3 minutes 20

Maintenir la position 10 secondes, jambes en l'air, puis bras en l'air ; répéter 10 fois.

1

POSITION DE DÉPART

Allongez-vous à plat ventre, les bras en chandelier posés sur le sol.

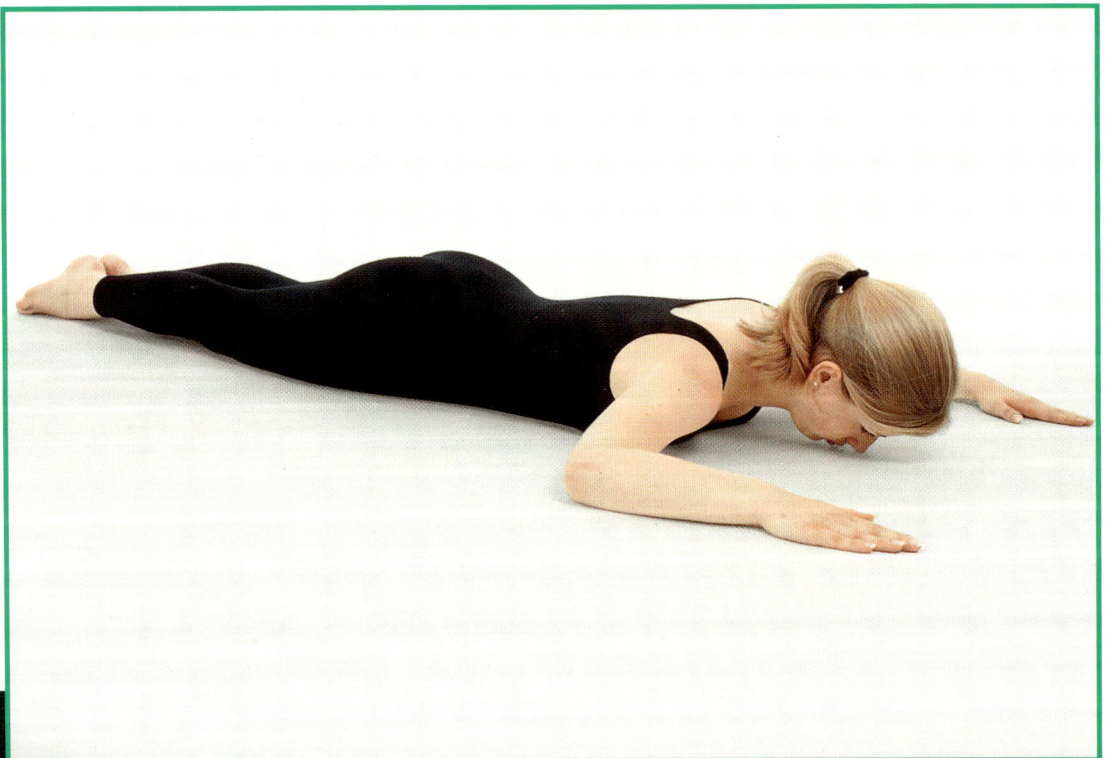

2

TRAVAIL

En soufflant, poussez sur les mains, serrez les fesses et soulevez les pieds de quelques centimètres ; maintenez la position.

Posez les pieds et soulevez les mains, maintenez la position.

ATTENTION !

- ▲ **Ne cherchez pas à monter trop haut.**
- ▲ **Ne creusez pas le dos.**
- ▲ **Regardez le sol.**

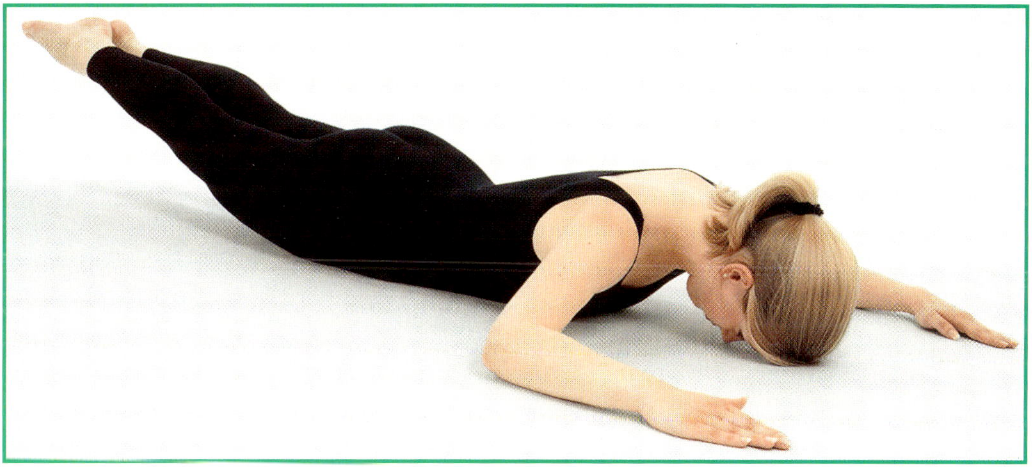

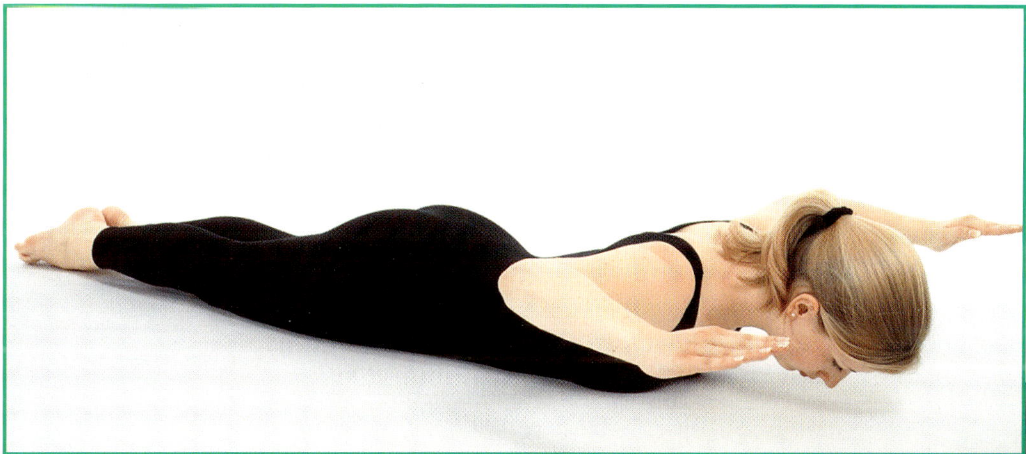

34

MOYEN

OBJECTIF

Renforcement des muscles du dos et des cuisses.

DURÉE

3 minutes 20

Maintenir la position 20 secondes et remonter ; répéter 10 fois.

CONSEIL

Pour ménager le dos, il vaut mieux se baisser en pliant les jambes, plutôt que trop se pencher !

1

POSITION DE DÉPART

Appuyez-vous le dos contre un mur, les jambes fléchies, les pieds écartés du mur.

2

TRAVAIL

En soufflant, maintenez la position en poussant en arrière sur le mur avec tout le dos et la tête.

ATTENTION !

- ▲ **Ne descendez pas les fesses trop bas : maximum 90° entre le buste et les cuisses.**
- ▲ **Ne creusez pas le dos.**
- ▲ **Écartez les jambes pour être plus stable.**

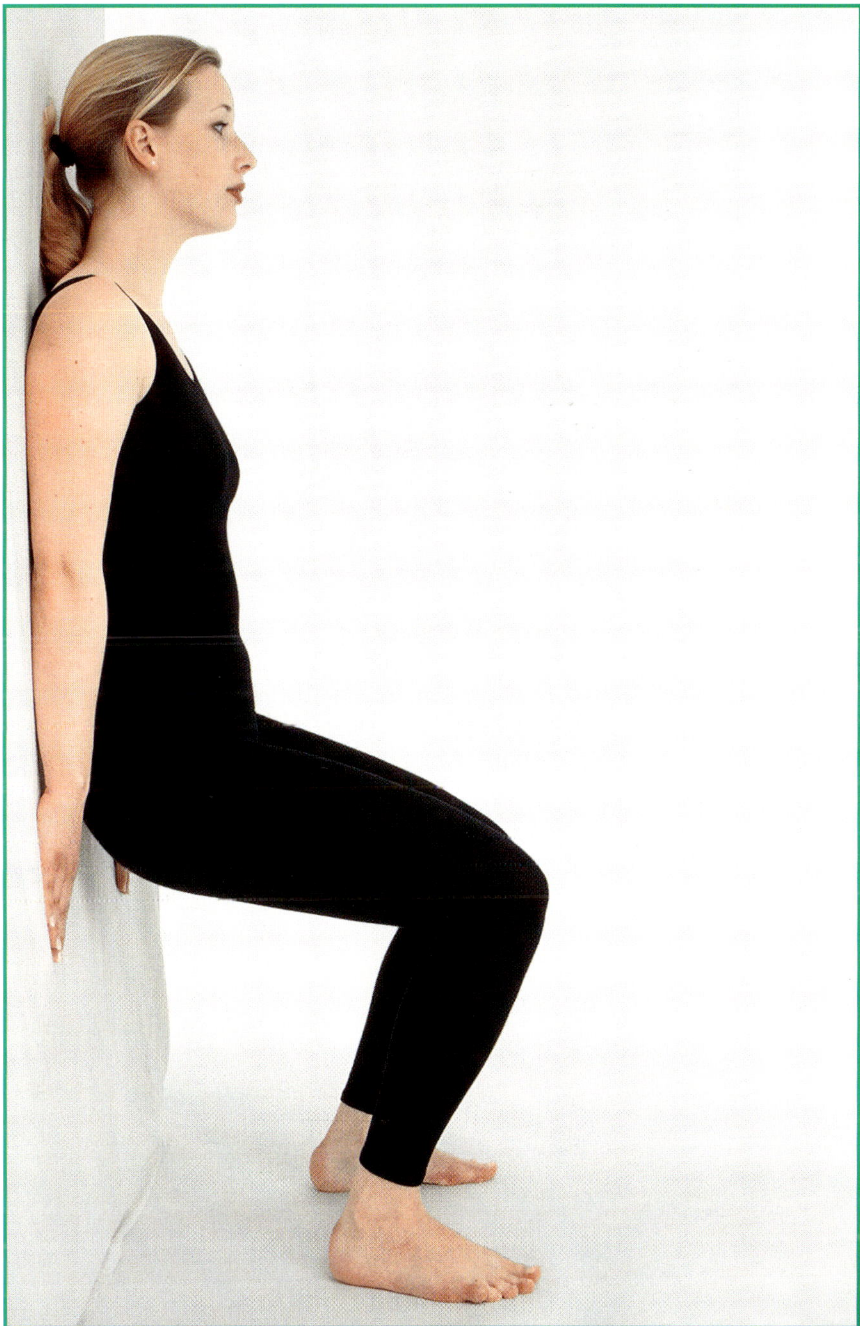

OBJECTIF

Renforcement des muscles du dos et des épaules.

DURÉE

3 minutes 20

Maintenir la position 20 secondes et relâcher ; répéter 10 fois.

CONSEIL

Exercice plus difficile si vous éloignez les pieds du mur.

1

POSITION DE DÉPART

Mettez-vous debout, le dos appuyé contre un mur, les coudes écartés à la hauteur des épaules et collés au mur.

2

TRAVAIL

Regardez droit devant vous.

En soufflant, poussez sur les coudes et décollez le dos du mur.

Serrez bien les fesses.

Maintenez le corps bien aligné de la tête aux pieds : ni ventre en avant, ni fesses en arrière.

ATTENTION !

▲ **La tête ne doit pas toucher le mur.**

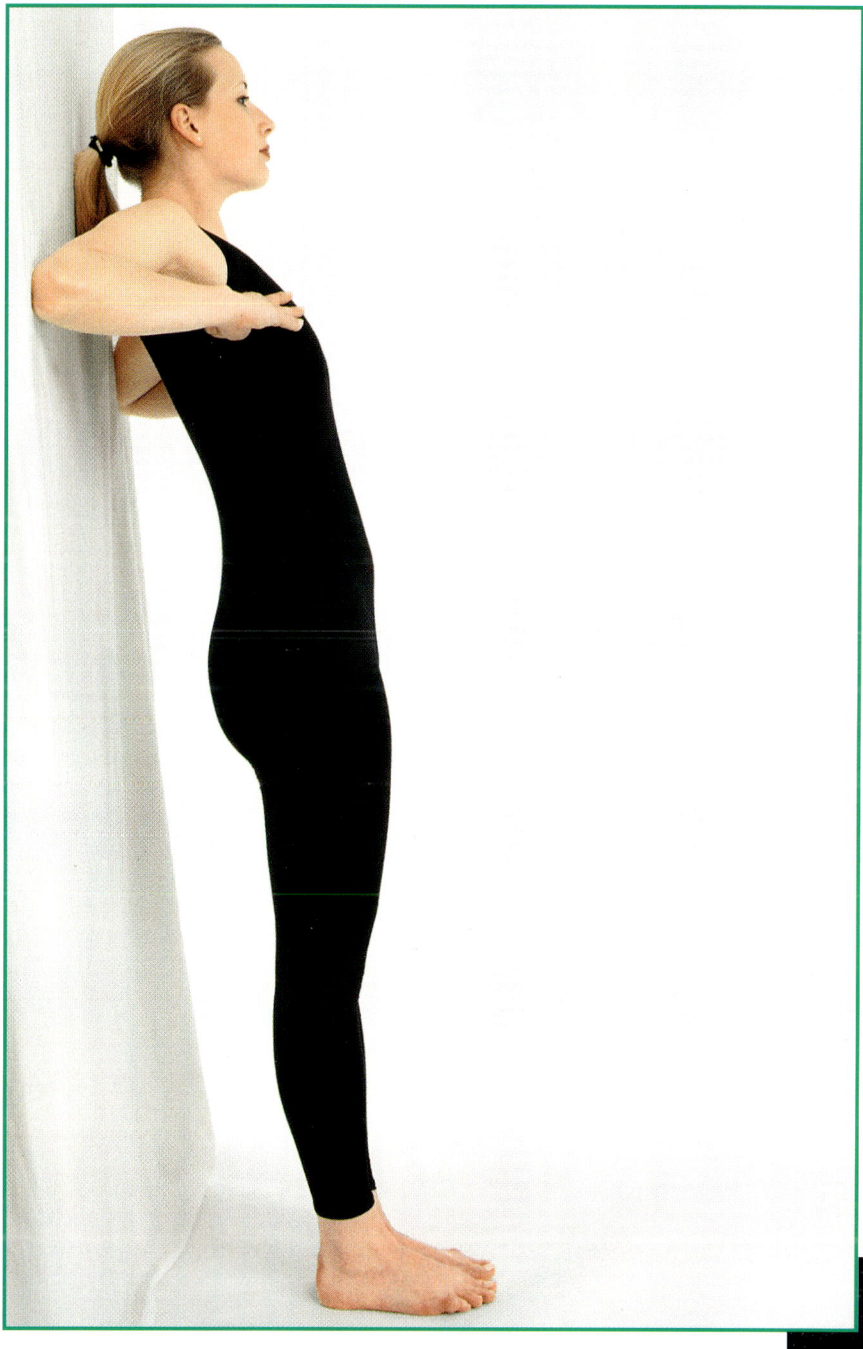

OBJECTIF

Renforcement des muscles du dos.

DURÉE

3 minutes 20

Maintenir l'inclinaison 20 secondes ; répéter 10 fois.

1

POSITION DE DÉPART

Tenez-vous debout, les jambes écartées, les mains dans le dos.

Rentrez bien le ventre.

2

TRAVAIL

En soufflant, penchez le buste en avant, en serrant bien les épaules en arrière.

Maintenez la position en regardant droit devant vous.

ATTENTION !

- **Plus vous penchez le buste en avant, plus l'exercice est difficile.**
- **N'arrondissez pas le dos.**

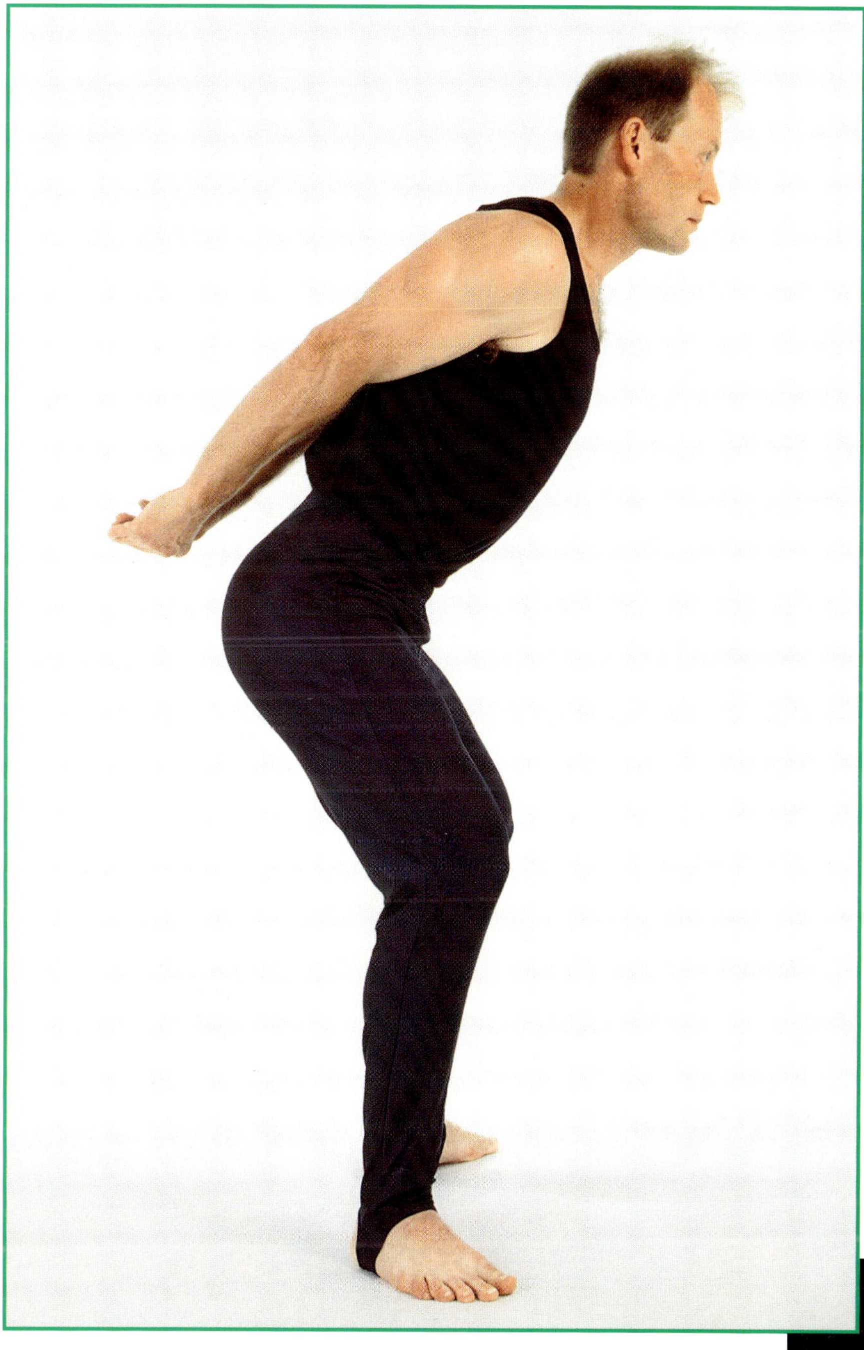

OBJECTIF

Renforcement des muscles latéraux du dos.

DURÉE

3 minutes 20

Maintenir la position 10 secondes de chaque côté ; répéter 10 fois.

1

POSITION DE DÉPART

Debout les mains derrière la tête, les jambes écartées.

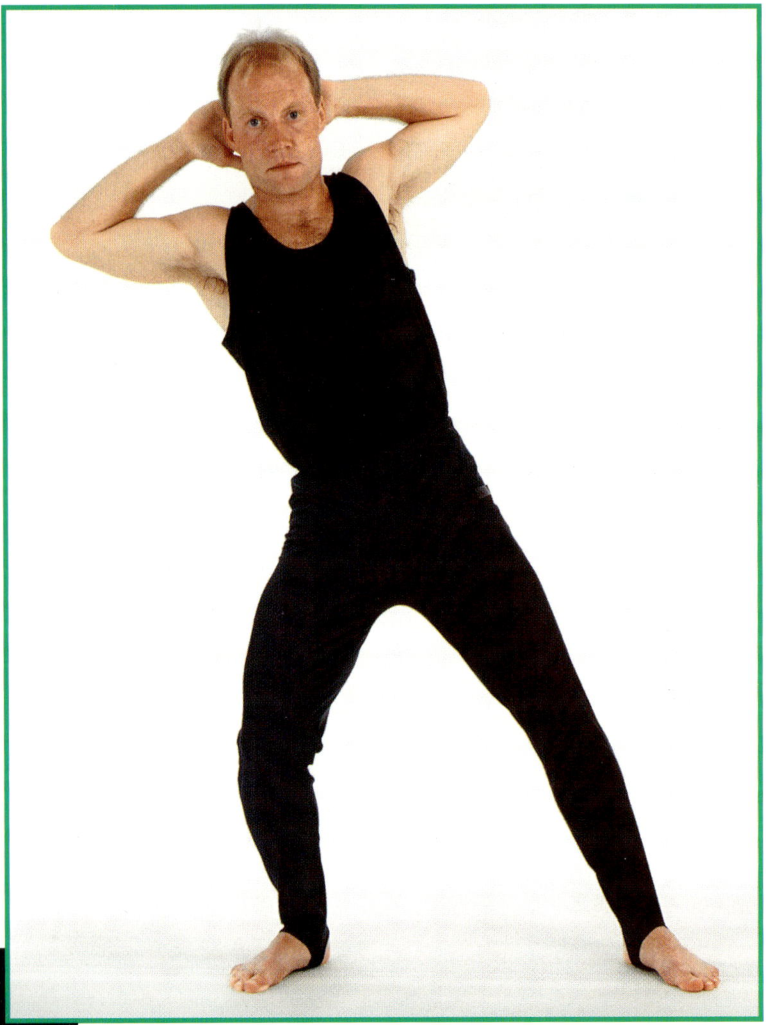

2

TRAVAIL

Fléchissez une jambe d'un côté et inclinez le buste du même côté. La jambe opposée reste tendue dans le prolongement du buste.

Maintenir la position 10 secondes.

Changez de côté.

ATTENTION !

- ▲ **La jambe tendue et le buste doivent être bien alignés.**
- ▲ **Le buste ne doit pas partir en avant ou en arrière.**

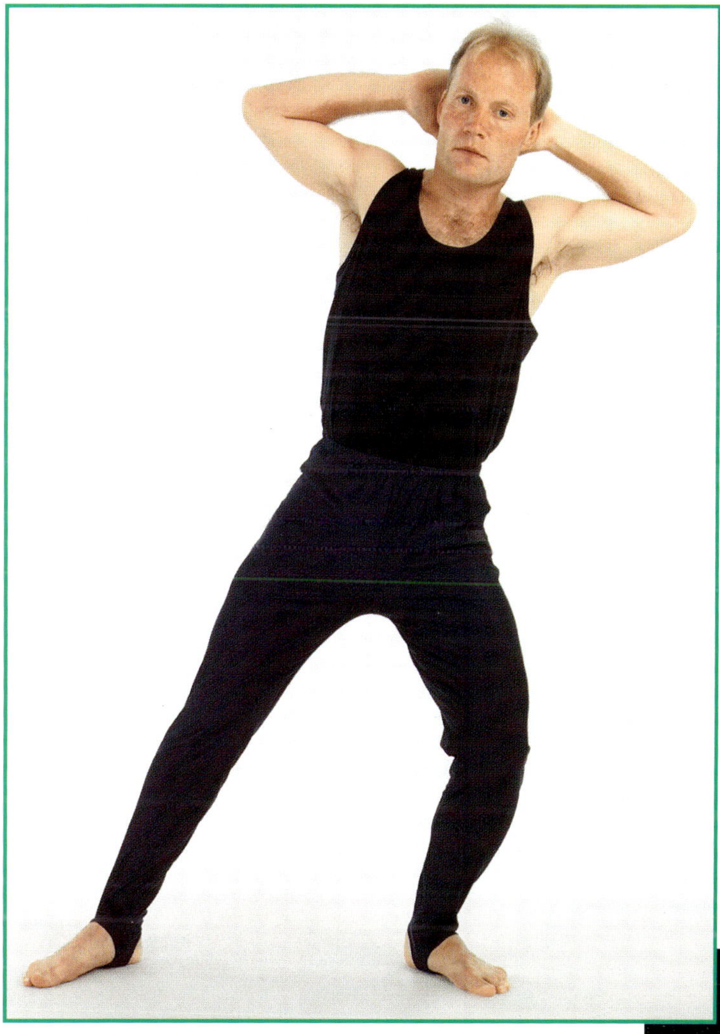

38

DIFFICILE

OBJECTIF

Renforcement des muscles du dos.

DURÉE

3 minutes 20

Maintenir la position 20 secondes ; répéter 10 fois.

1

POSITION DE DÉPART

Mettez-vous à genoux sur le sol, les mains aux épaules.

Écartez les genoux.

Le dos est bien droit.

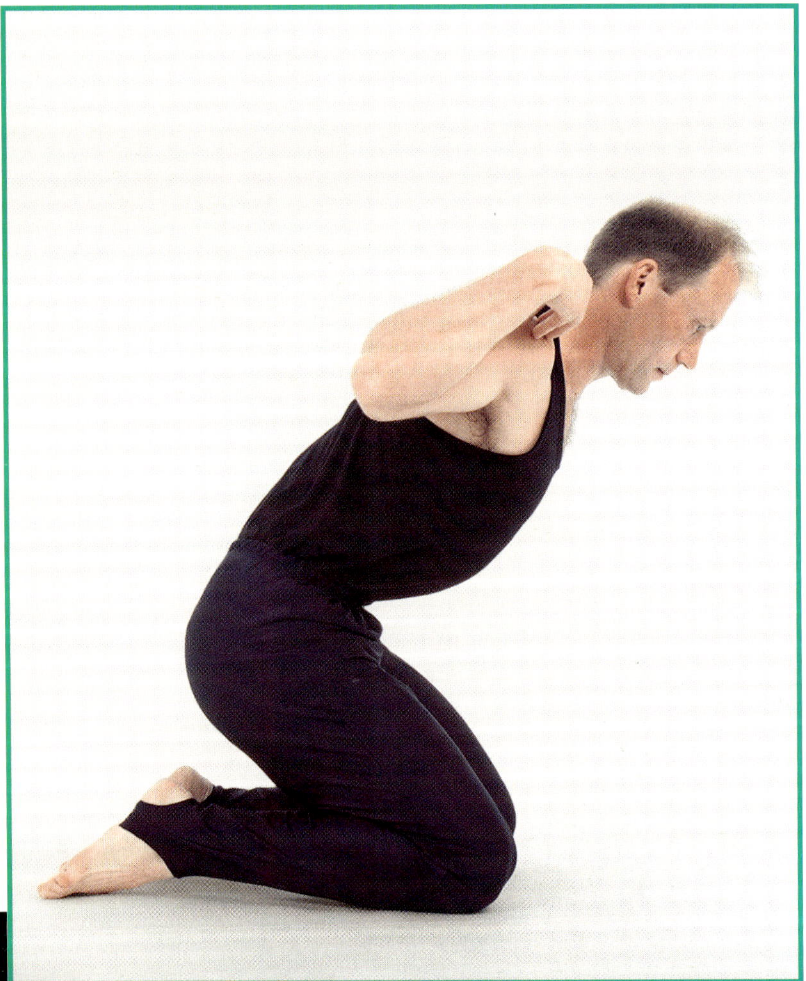

2

TRAVAIL

En soufflant, inclinez le buste de 45° vers l'avant et tendez progressivement les mains vers l'avant, dans le prolongement du buste. Regardez droit devant vous.

Maintenez la position.

ATTENTION !

▲ **Ne soulevez pas trop les fesses, car vous seriez en déséquilibre avant.**

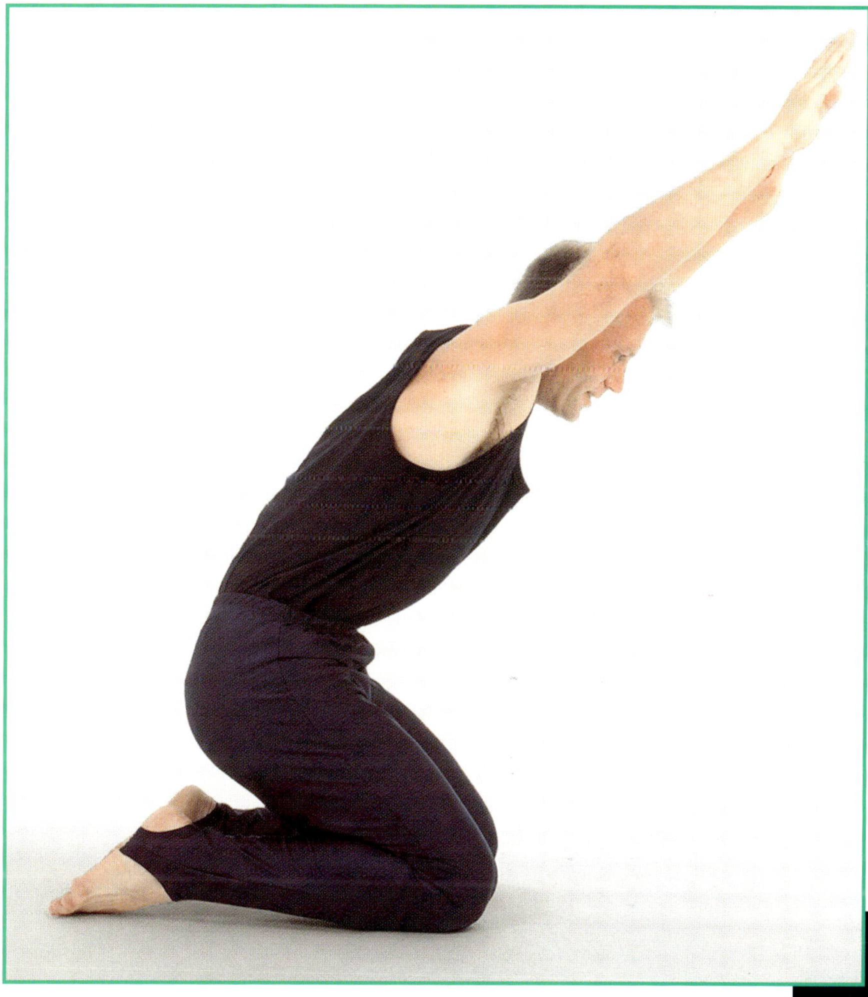

39

DIFFICILE

OBJECTIF

Renforcement des muscles du dos.

DURÉE

3 minutes 20

Maintenir la position 10 secondes en alternant jambe tendue, jambe pliée ; répéter 10 fois.

1

POSITION DE DÉPART

Asseyez-vous sur le sol, une jambe fléchie, une jambe tendue, les mains posées sur le sol en arrière des fesses.

2

TRAVAIL

En serrant fort les fesses et en poussant sur les bras, soulevez le corps tendu jusqu'à l'horizontale.

Basculez la tête en arrière.

Maintenez la position, puis changez de jambe.

ATTENTION !

- ▲ Ne creusez pas exagérément le dos.
- ▲ Gardez les bras tendus.

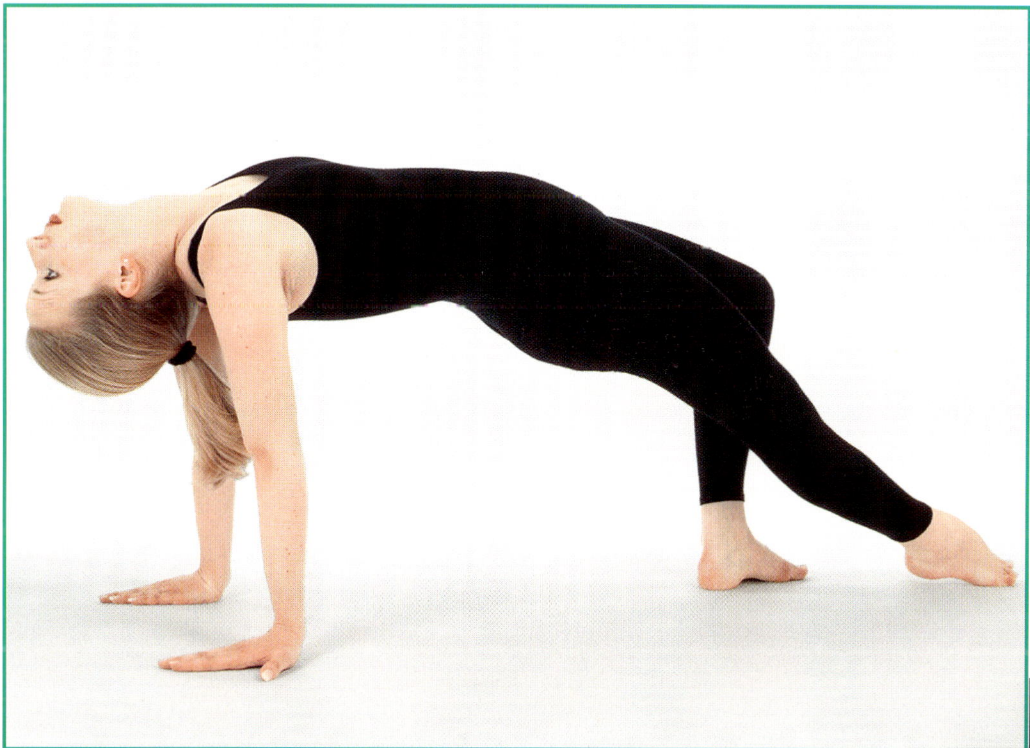

40

DIFFICILE

OBJECTIF

Renforcement des muscles latéraux du dos.

DURÉE

3 minutes 20

Maintenir la position 20 secondes et changer de côté ; répéter 5 fois.

ATTENTION !

▲ **Ne creusez pas le dos.**

▲ **Si cet exercice vous semble trop difficile, pliez légèrement les jambes.**

1

POSITION DE DÉPART

Allongez-vous sur le côté, un bras tendu à plat sur le sol, l'autre main posée sur le sol à la hauteur du nombril.

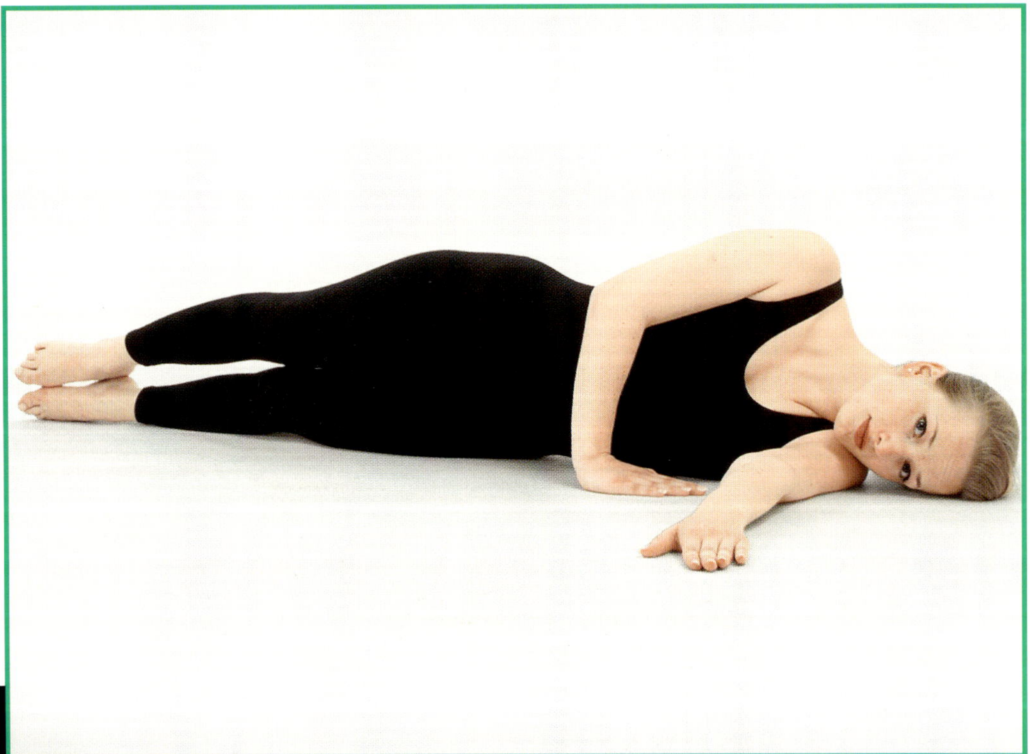

2

TRAVAIL

En soufflant, poussez sur les deux mains, soulevez la tête, les deux jambes tendues.

Maintenez la position, puis retournez-vous de l'autre côté et répétez l'exercice.

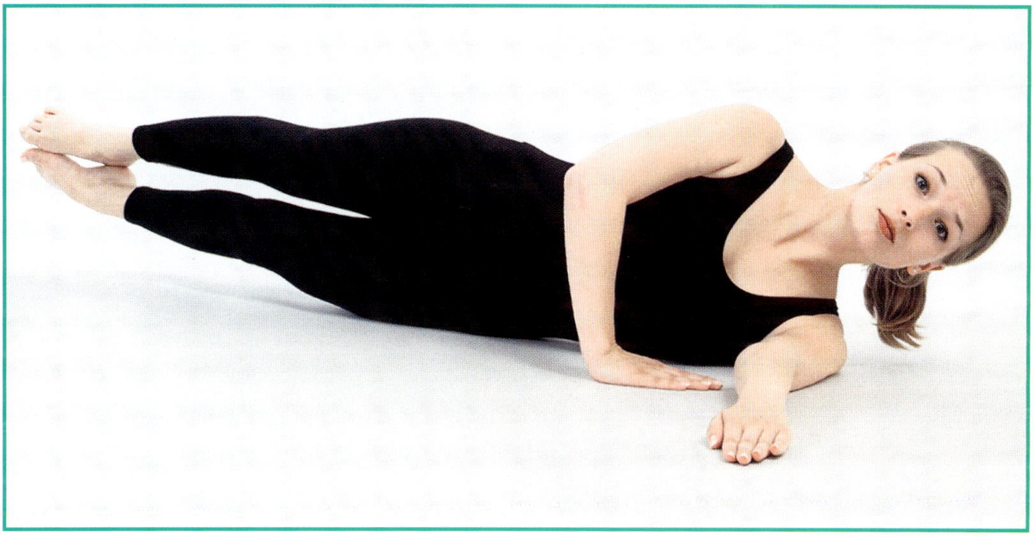

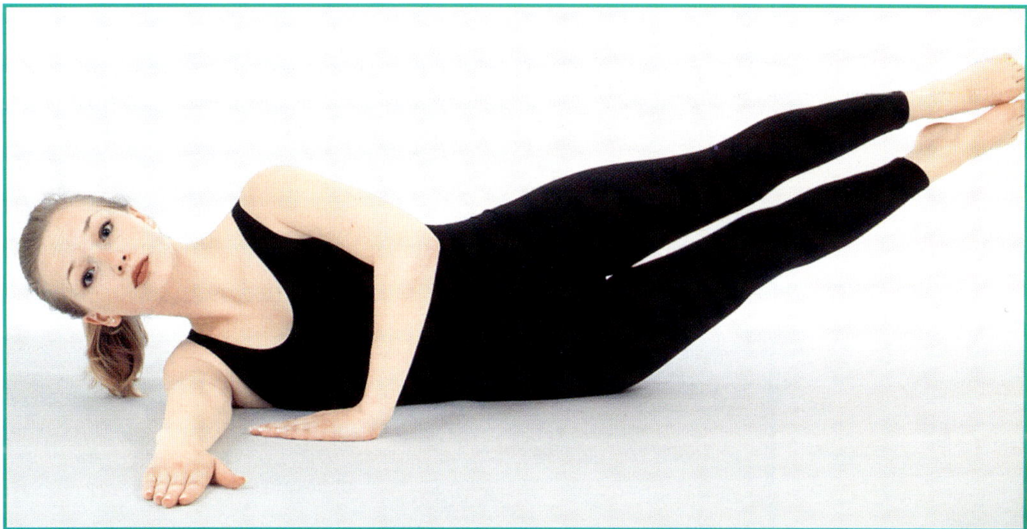

OBJECTIF

Renforcement des muscles latéraux du dos.

DURÉE

3 minutes 20

Maintenir la position 20 secondes et changer de côté ; répéter 5 fois.

1

POSITION DE DÉPART

Allongez-vous sur le côté, en appui sur un coude, le bassin contre le sol.

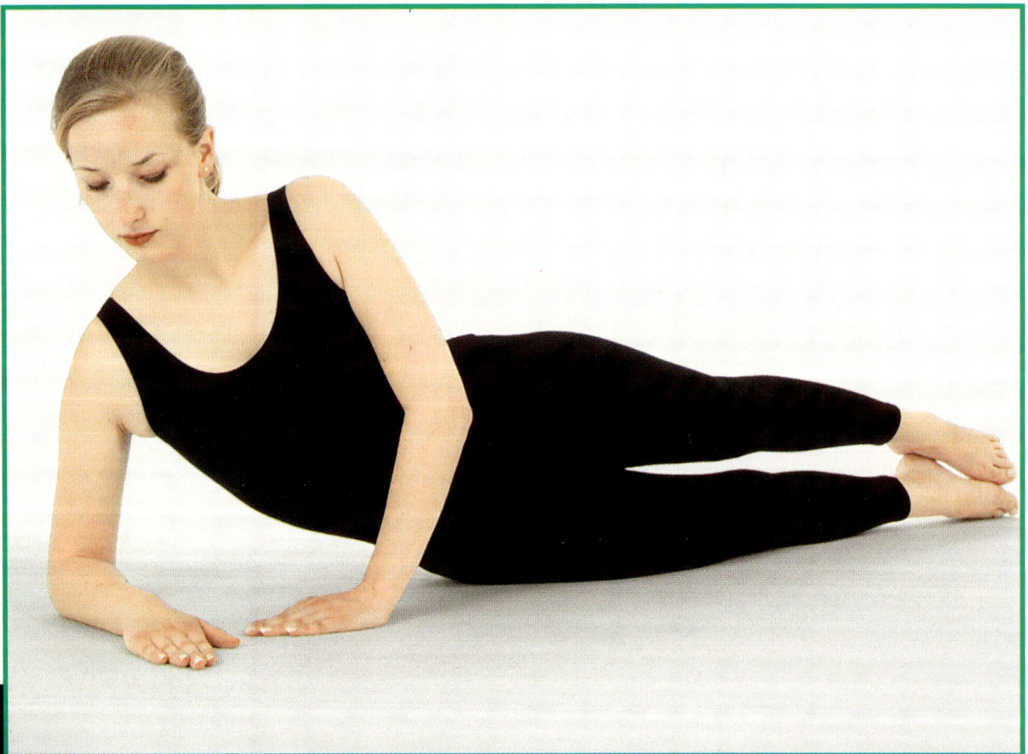

2

TRAVAIL

En soufflant, poussez fort sur les deux bras et montez le bassin.

Il faut que le corps soit bien aligné de la tête aux pieds.

Maintenez la position et changez de coude.

ATTENTION !

- ▲ **Ne creusez pas le dos.**
- ▲ **Ne pliez pas les jambes.**
- ▲ **Ne tournez pas le bassin, il doit former un angle droit par rapport au sol.**

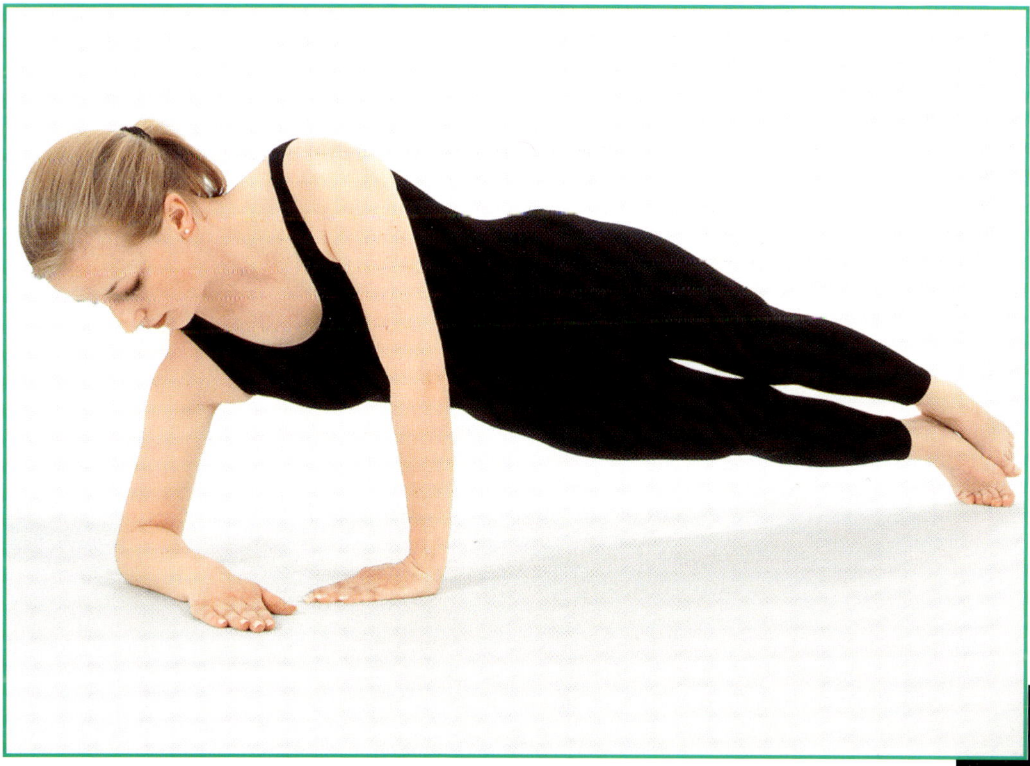

42

DIFFICILE

OBJECTIF

Renforcement des muscles du dos.

DURÉE

3 minutes 20

Repéter l'exercice 20 fois.

1

POSITION DE DÉPART

Mettez-vous à genoux, les bras écartés latéralement.

2

TRAVAIL

En soufflant, inclinez le buste de 45° en gardant les bras écartés.

ATTENTION !

▲ **Ne faites pas le dos rond.**

▲ **Ne pliez pas les bras.**

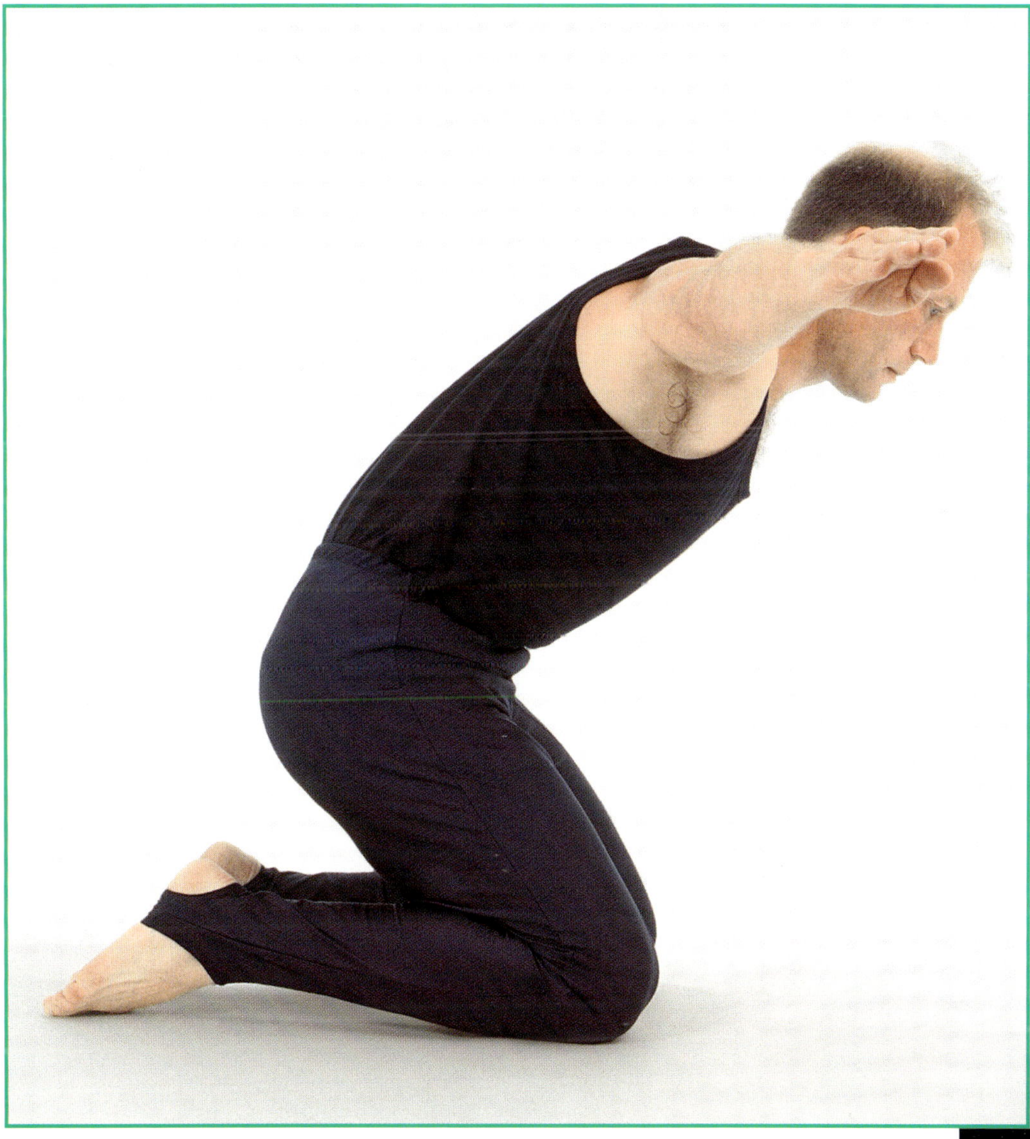

ABDOMINAUX

43

FACILE

OBJECTIF

Renforcement des abdominaux.

DURÉE

3 minutes 20

Maintenir la position 10 secondes ; répéter 10 fois sur chaque jambe.

1

POSITION DE DÉPART

Vous êtes debout, une jambe devant l'autre.

La jambe avant est tendue, la jambe arrière est fléchie.

Les mains sont aux épaules.

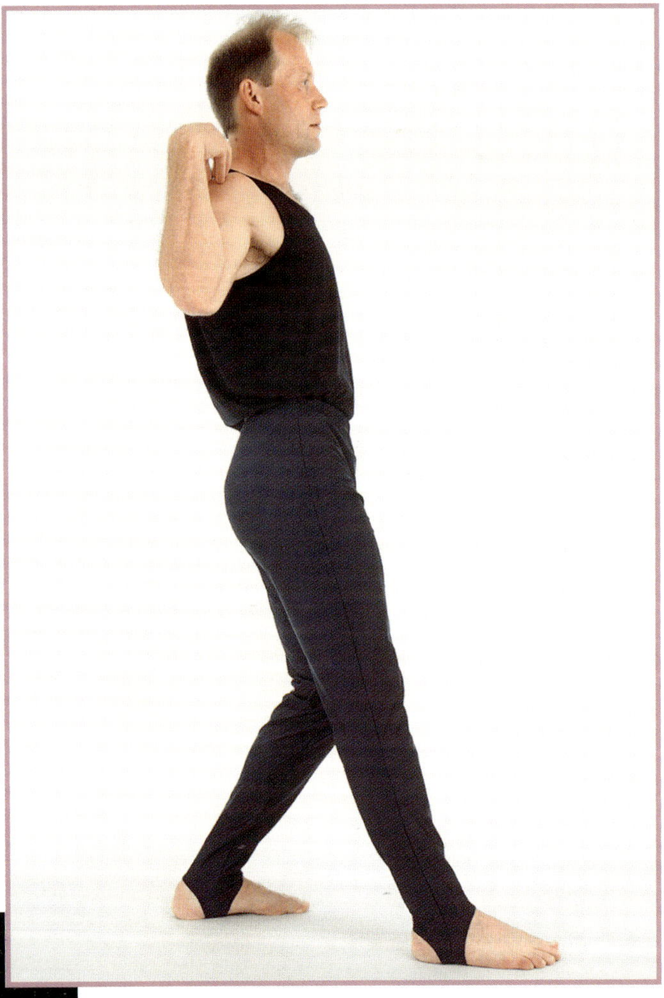

2

TRAVAIL

En soufflant, inclinez le buste en arrière, bien dans le prolongement de la jambe tendue.

Maintenez la position, puis changez de jambe.

ATTENTION !

- ▲ **Rentrez le ventre.**
- ▲ **Écartez les pieds pour être stable.**
- ▲ **N'arrondissez pas le dos.**

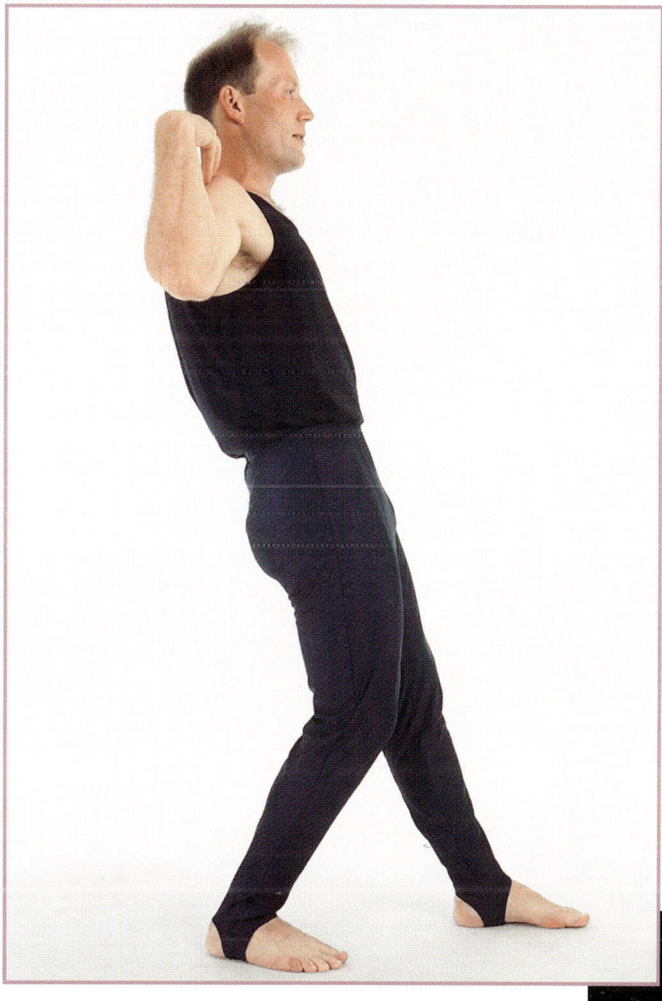

44

FACILE

OBJECTIF

Renforcement des abdominaux.

DURÉE

3 minutes 20

Maintenir la poussée
10 secondes ; répéter 10 fois
sur chaque genou.

CONSEIL

Exercice faisant travailler les abdominaux obliques, jouant un rôle dans la stabilité latérale et la rotation du tronc.

1

POSITION DE DÉPART

Allongez-vous sur le dos.

Pliez une jambe sur le ventre.

Posez la main sur le genou plié.

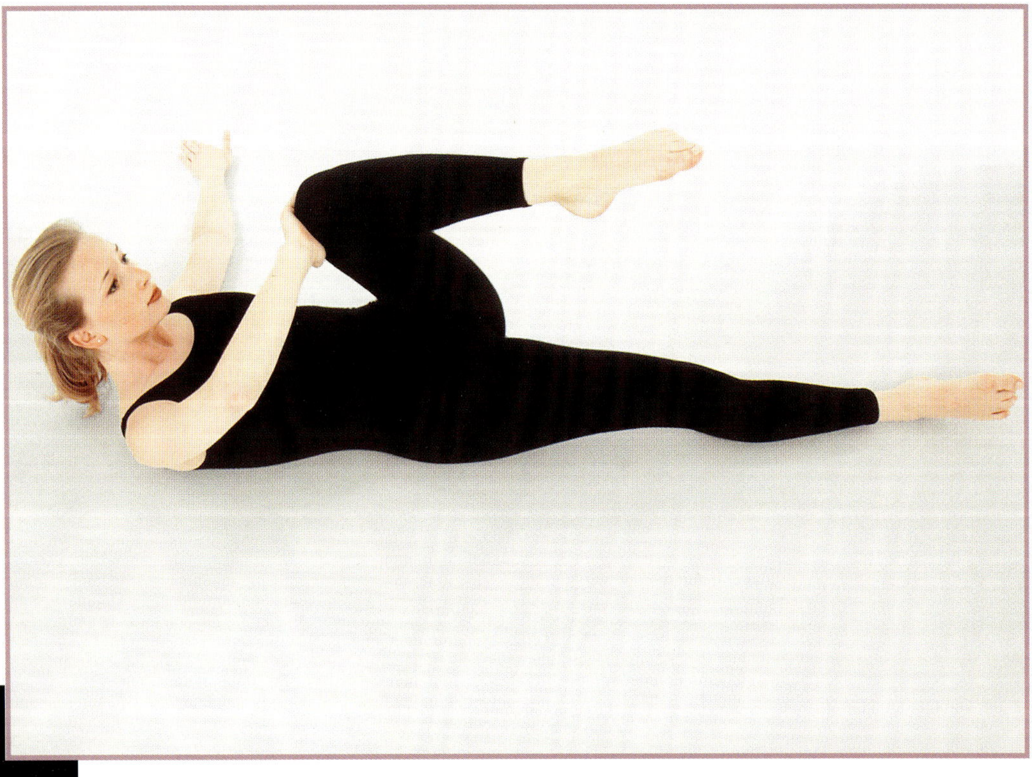

2

TRAVAIL

En soufflant, poussez avec la main le genou vers le bas, qui résiste à la pression de la main.

Soulevez la tête en poussant.

Rentrez le ventre.

Changez de jambe et de main.

ATTENTION !

- ▲ **Ne montez pas la jambe trop haut.**
- ▲ **Poussez en continu, sans à-coups.**

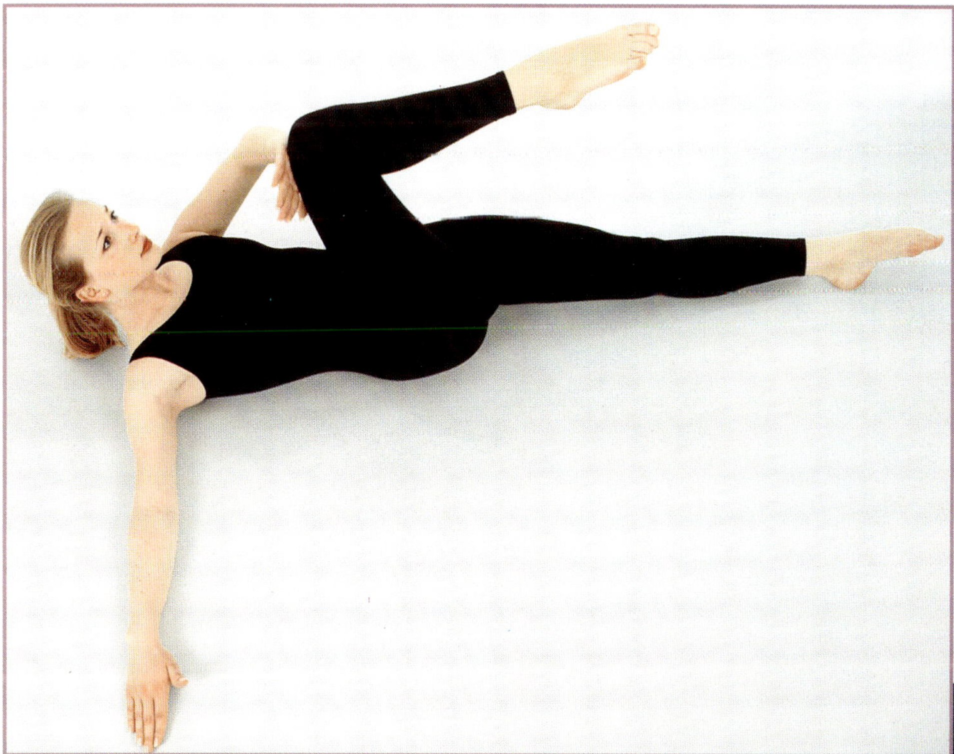

OBJECTIF

Renforcement des abdominaux.

DURÉE

3 minutes 20

Maintenir la position
10 secondes ; répéter 20 fois.

CONSEIL

Exercice réalisable partout, à n'importe quel moment. Plus difficile si les pieds sont éloignés du mur.

ATTENTION !

▲ **Le dos doit être bien droit.**

1

Posez le front contre un mur.

Éloignez vos pieds à 40 centimètres du mur.

2

TRAVAIL

En soufflant, maintenez le corps bien aligné de la tête aux pieds.

Rentrez le ventre et serrez les fesses.

Gardez les jambes tendues.

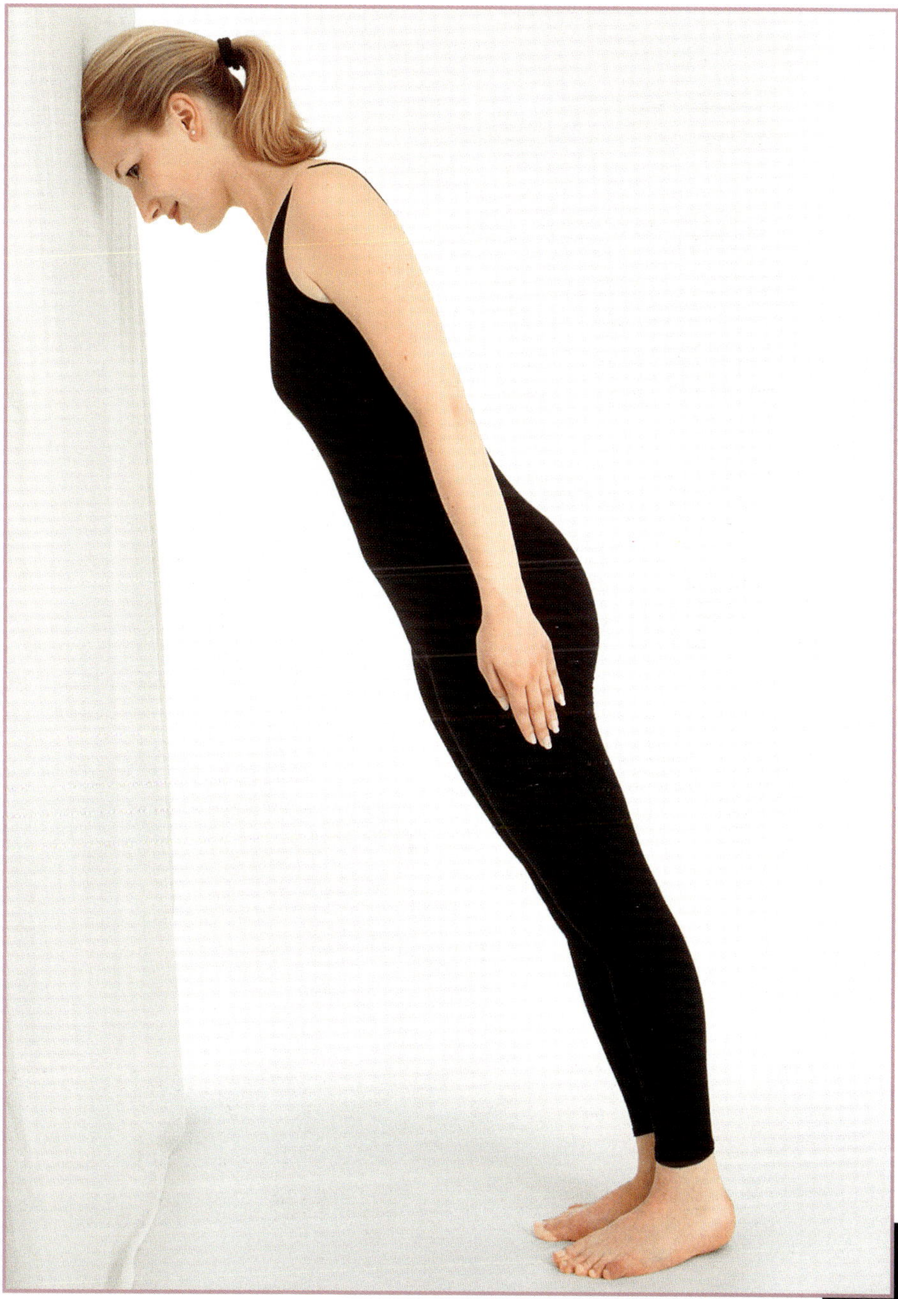

46

MOYEN

OBJECTIF

Renforcement des abdominaux.

DURÉE

3 minutes 20

Maintenir la position
10 secondes ; répéter 20 fois.

1

POSITION DE DÉPART

Allongez-vous sur le dos, les mains derrière la tête, les jambes tendues en l'air.

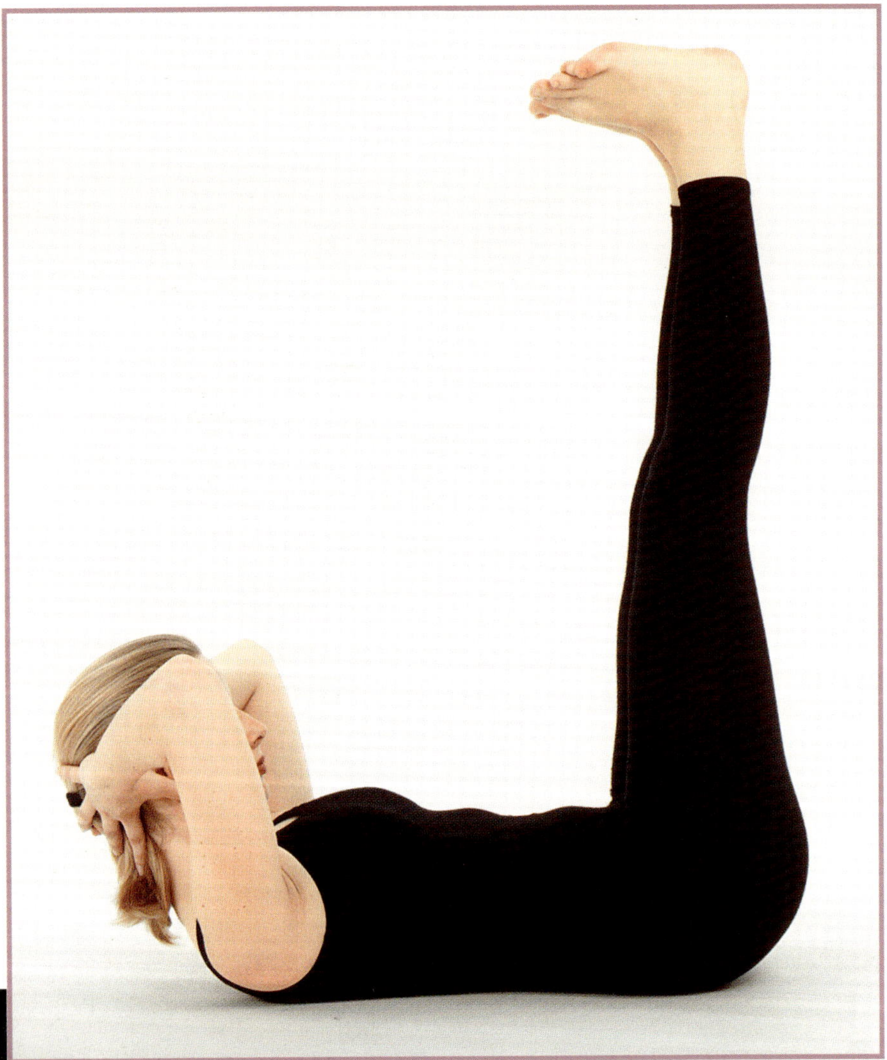

2

TRAVAIL

En soufflant et en rentrant le ventre, tendez les mains vers les pieds.

Maintenez la position.

CONSEIL

Ne pas exécuter cet exercice en cas de hernie discale ou de sciatique.

ATTENTION !

▲ **Montez sans à-coups.**

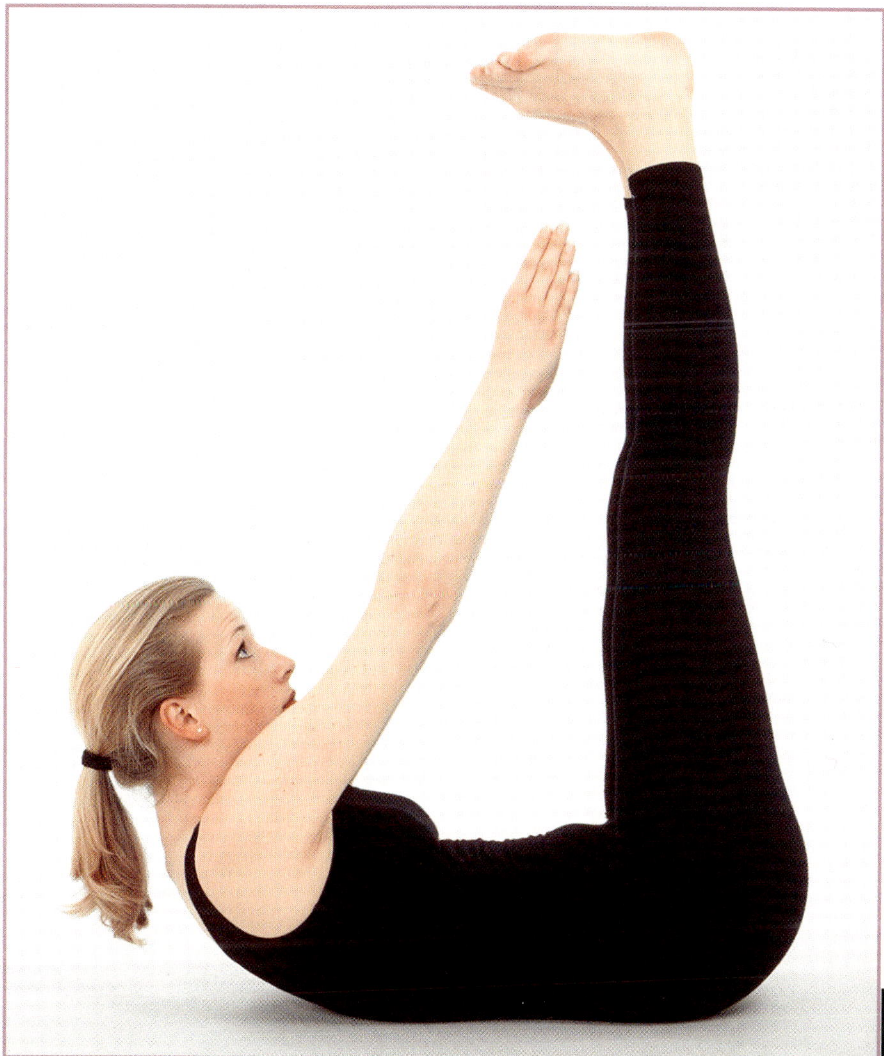

47

MOYEN

OBJECTIF

Renforcement des muscles antérieurs du cou, des abdominaux et des muscles du dos.

DURÉE

3 minutes 20

Maintenir la position 20 secondes ; répéter 10 fois.

1

POSITION DE DÉPART

Posez le front contre un mur et reculez les pieds de 40 cm.

2

TRAVAIL

En soufflant, montez sur la pointe des pieds et poussez le front contre le mur.

Serrez bien les fesses et rentrez le ventre pour garder le corps parfaitement rectiligne.

Gardez le corps bien aligné de la tête aux pieds.

Maintenez la position.

ATTENTION !

- ▲ **La nuque ne doit pas se creuser : pas de tête en arrière.**
- ▲ **Si la position est douloureuse pour la tête, mettez un coussin sous le front.**

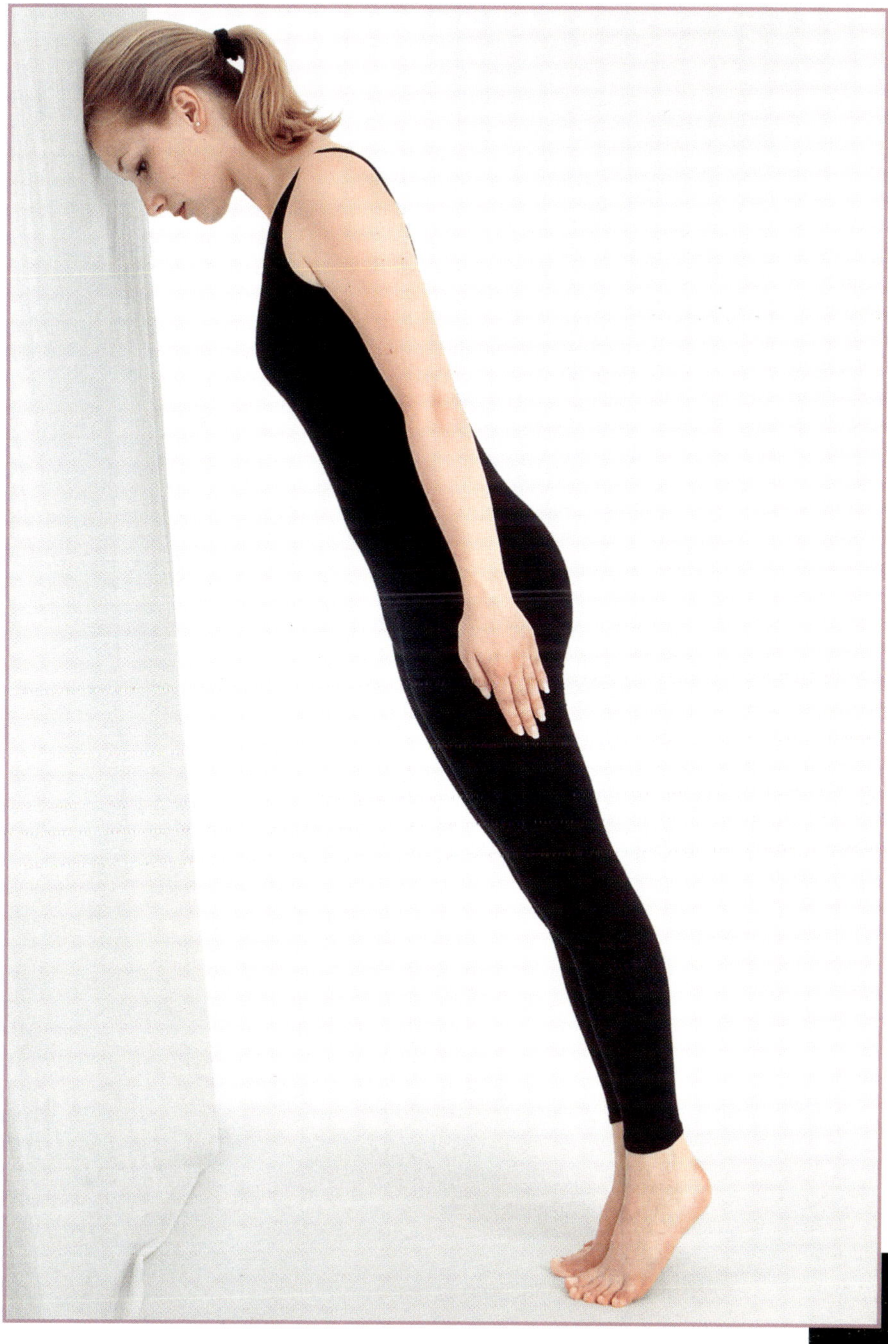

48

DIFFICILE

OBJECTIF

Renforcement des abdominaux.

DURÉE

3 minutes 20

Maintenir la position 10 secondes ; répéter 20 fois.

1

POSITION DE DÉPART

Asseyez-vous sur le sol, jambes tendues, les mains le long du corps.

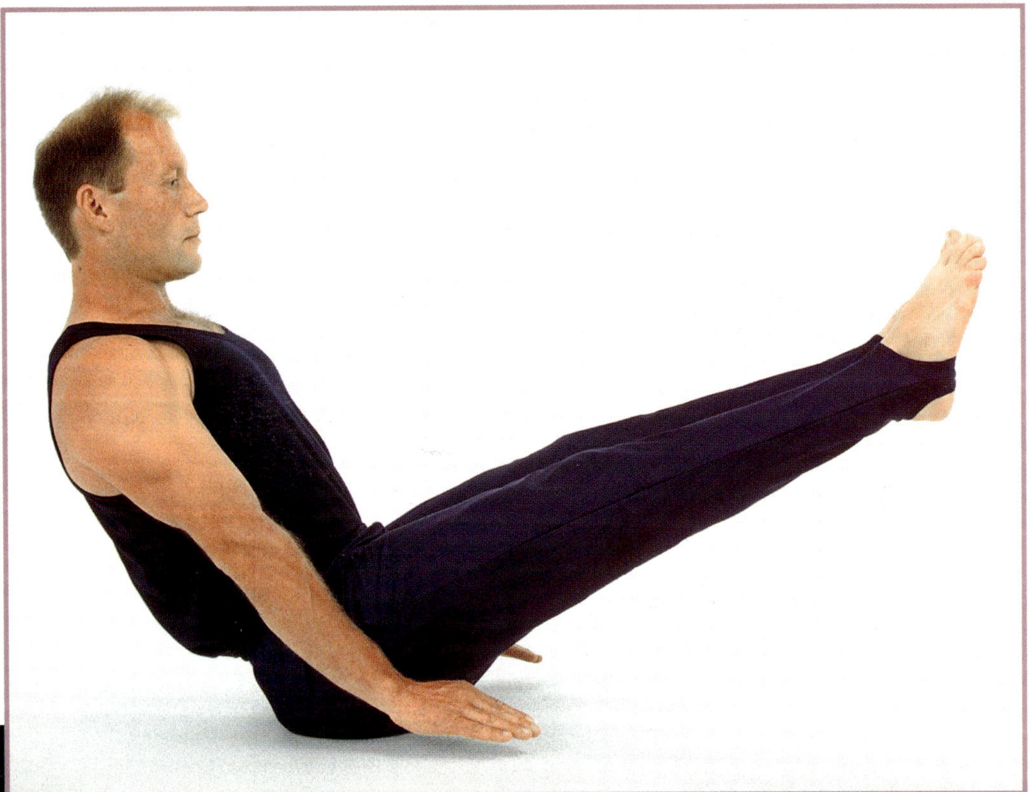

2

TRAVAIL

En soufflant, inclinez le buste en arrière de 45° et levez les jambes tendues à 45°.

Le buste et les jambes doivent former un angle de 90°.

Regardez droit devant vous.

Amenez les mains aux épaules et maintenez la position.

ATTENTION !

- **N'arrondissez pas le dos.**
- **Si l'exercice vous paraît trop difficile, pliez légèrement les jambes.**

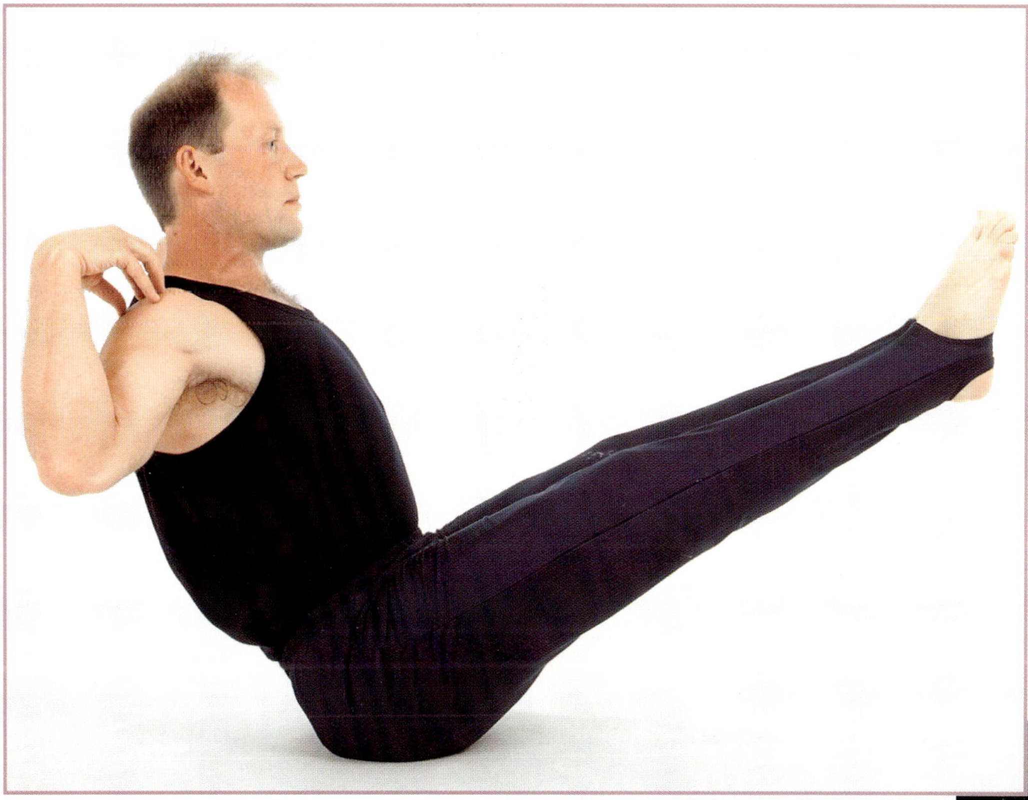

49

DIFFICILE

OBJECTIF

Renforcement des abdominaux et des épaules.

DURÉE

3 minutes 20

Maintenir les fesses puis les pieds 10 secondes ; répéter 10 fois.

1

POSITION DE DÉPART

Asseyez-vous sur le sol, jambes tendues.

Posez les mains à plat sur le sol, au niveau des mi-cuisses.

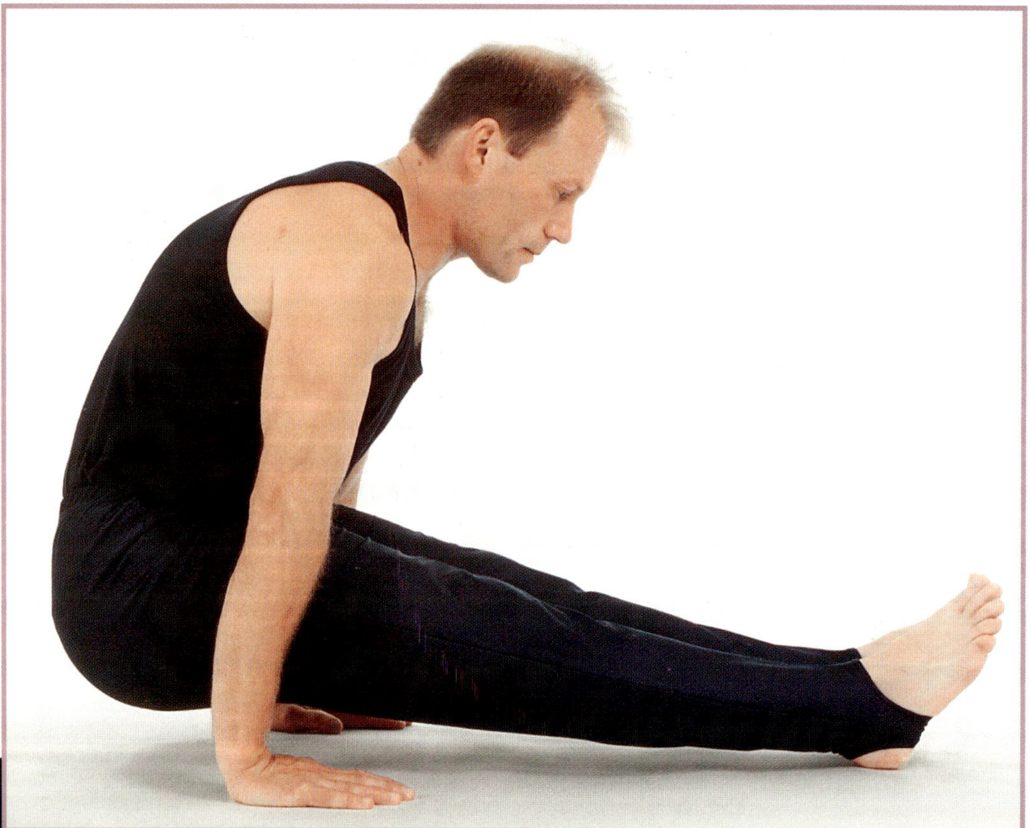

2

TRAVAIL

En soufflant et en poussant fort sur les mains, soulevez les fesses.

En poussant fort sur les mains, posez les fesses et soulevez les pieds.

Soulevez alternativement les fesses et les pieds.

ATTENTION !

- **Plus les mains sont placées en avant, près des genoux, plus l'exercice est difficile.**
- **Plus les mains sont placées près des fesses, plus l'exercice est facile.**
- **Pour faciliter l'exercice, pliez légèrement les jambes.**

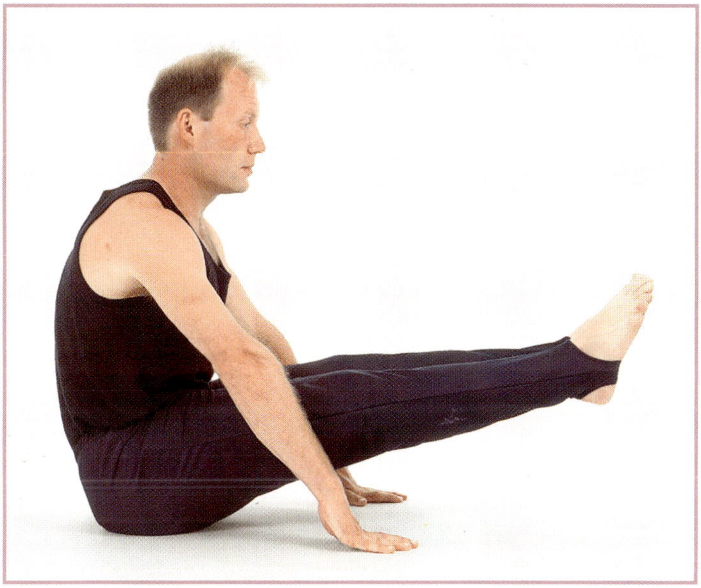

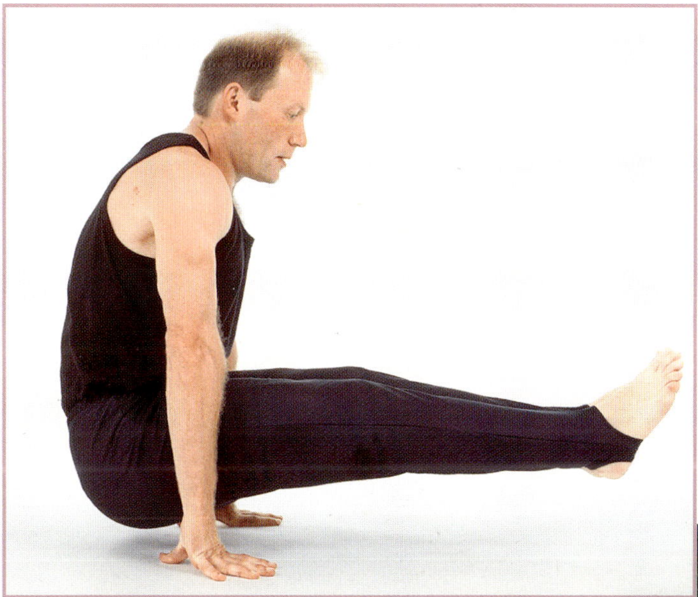

3

TRÈS DIFFICILE

Seuls les atlhètes arrivent à soulever les fesses **et** les pieds en même temps.

50

DIFFICILE

OBJECTIF

Bonne position du bassin et de la région lombaire.

DURÉE

3 minutes 20

Maintenir la position 20 secondes et relâcher ; répéter 10 fois.

CONSEIL

Dans la vie courante, la région lombaire ne doit être ni trop cambrée ni trop ronde.

1

POSITION DE DÉPART

Allongez-vous sur le dos, les mains derrière la tête, les jambes fléchies.

Creusez légèrement le bas du dos.

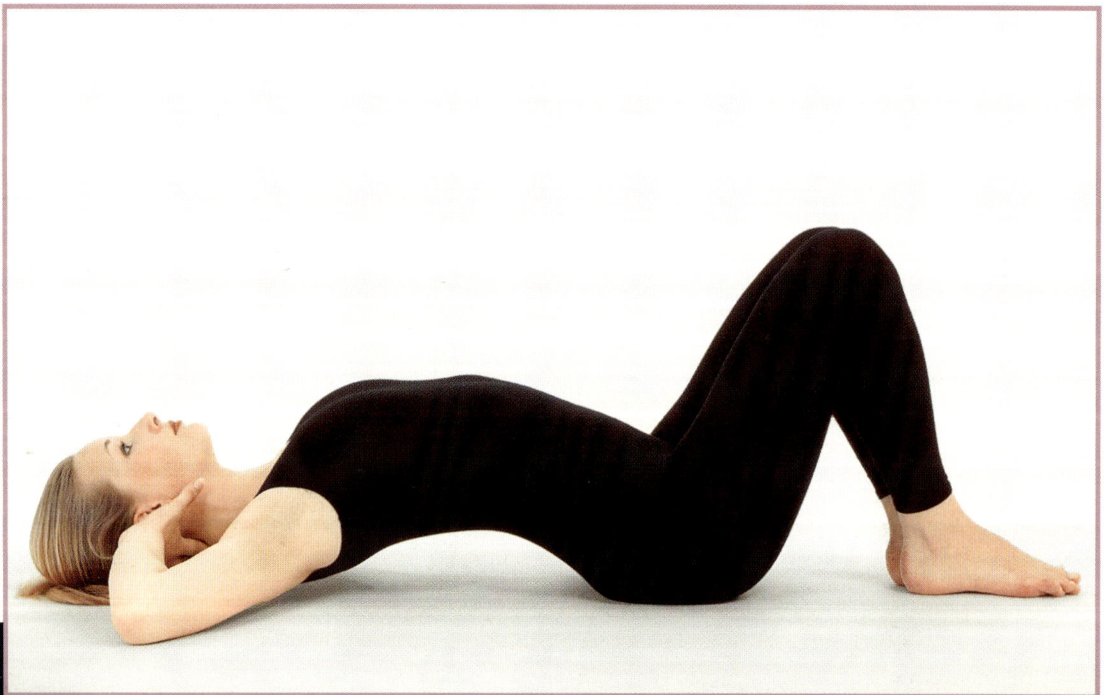

2

TRAVAIL

En soufflant, essayez de garder le dos creusé tout en amenant les genoux sur le ventre.

ATTENTION !

- ▲ **Ne creusez pas exagérément le dos.**
- ▲ **Si cet exercice est douloureux, n'insistez pas !**

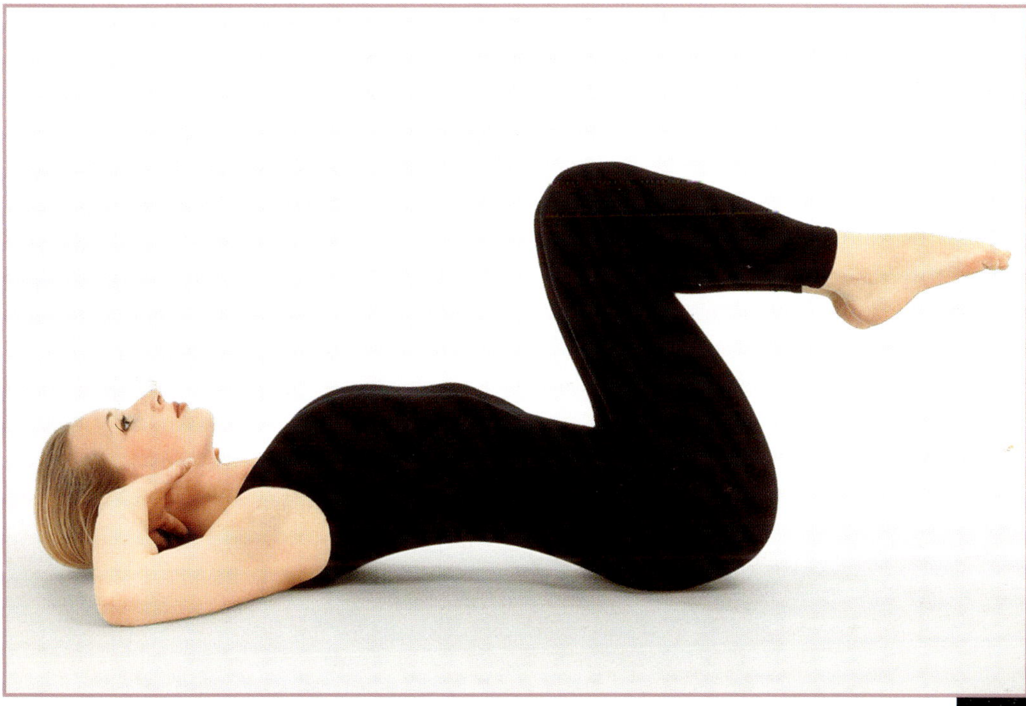

Photogravure : Welcrome, Paris.
Flashage en imposition : Pollina s.a.
Papier : BVS-Plus brillant 170 g. des Papeteries Scheufelen, Allemagne.
Achevé d'imprimer et broché en février 1999
sur les presses de l'imprimerie Pollina s.a., Luçon

100% chlorfrei chlorine free sans chlore

N° d'édition : FT104001
N° d'impression : 76541
Dépôt légal : février 1999
Imprimé en France